NÉVRALGIE INTERCOSTALE

TRAITEMENT CHIRURGICAL

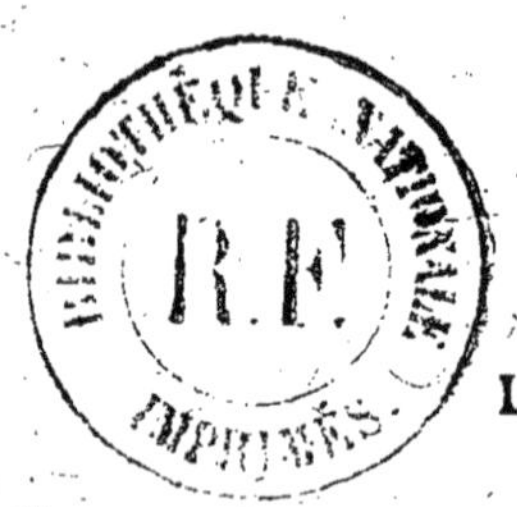

PAR

Le Dr Albert CHENOUARD
DE LA FACULTÉ DE PARIS

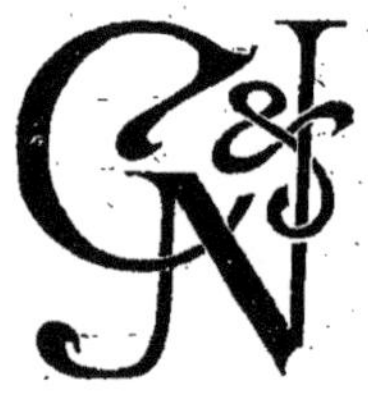

PARIS
GEORGES CARRÉ ET C. NAUD, ÉDITEURS
3, RUE RACINE, 3

1899

A MON PÈRE ET A MA MÈRE

A MA SŒUR

MEIS ET AMICIS

A MES MAITRES DANS LES HOPITAUX

DE PARIS ET DE TOURS

A MON PRÉSIDENT DE THÈSE

M. LE PROFESSEUR PAUL BERGER

MEMBRE DE L'ACADÉMIE DE MÉDECINE

CHEVALIER DE LA LÉGION D'HONNEUR

INTRODUCTION

Les névralgies des nerfs intercostaux comptent parmi les plus fréquentes localisations douloureuses observées sur le trajet des nerfs.

Rarement elles atteignent le degré d'intensité atroce que l'on rencontre fréquemment dans d'autres névralgies, par exemple, dans celles du trijumeau.

Le plus souvent les névralgies intercostales appartiennent à la catégorie des cas moyens compatibles avec la vie.

Nous ne parlons pas ici, bien entendu, des névralgies intercostales survenant chez des sujets chez lesquels l'état nerveux général prime dès l'abord tous les autres symptômes, tels les hystériques et les neurasthéniques.

Mais il est aussi des cas, rares à la vérité, où les crises douloureuses se rapprochent suffisamment pour rendre tout repos diurne ou nocturne entièrement impossible. La douleur atteint les extrêmes limites que peut supporter la nature humaine. La santé générale peut elle-même se trouver gravement compromise du fait de l'intensité des douleurs, de la perte de l'appétit et du manque de sommeil. La vie elle-même est ainsi en danger, quand la mort volontaire n'y vient pas mettre terme.

Les moyens médicaux en usage, les analgésiques, les narcotiques, les révulsifs peuvent parfois produire la guérison, ou tout au moins une amélioration appréciable.

Mais dans d'autres cas, cette amélioration est seulement temporaire ; l'effet des médicaments s'atténue peu à peu, malgré l'augmentation progressive des doses. Dans certains cas aussi, l'organisme ne peut supporter longtemps l'usage immodéré de médicaments tels que la morphine sans détriment grave pour la santé générale, et, cependant toute tentative pour diminuer ou supprimer les médicaments fait reparaître les douleurs plus atroces que jamais.

Dans ces cas graves, quand a été reconnue l'impuissance des moyens médicaux, il reste une dernière ressource : c'est le traitement chirurgical.

Quelle est la valeur de ce traitement dans le cas particulier de névralgies intercostales ; quelles sont ses indications ; quels sont les procédés qu'il est préférable d'appliquer, c'est ce que nous aurons surtout en vue dans cette étude ?

Après quelques mots d'historique, nous étudierons l'anatomie des nerfs intercostaux au point de vue de leur distribution, de leur topographie et de leur valeur physiologique. Nous passerons ensuite à l'étude clinique de la névralgie intercostale, et sans insister sur le traitement médical qui est celui de toutes les névralgies, nous nous étendrons sur les points particuliers du traitement chirurgical. A la fin de cette étude, nous placerons les observations que nous avons pu recueillir sur le traitement chirurgical des névralgies intercostales. Ces observations sont au nombre de neuf, dont deux inédites.

La première a été prise par nous, dans le service de M. le Dr COURBON, dont nous fûmes l'élève à l'hôpital de Tours et à la mémoire duquel nous resterons toujours reconnaissant.

Nous devons la seconde à l'extrême obligeance de M. le Dr SÉBILEAU, qui nous a autorisé à la recueillir, alors que nous fréquentions sa consultation à l'hôpital Cochin.

Qu'il nous soit permis aussi à cette occasion de remercier nos autres maîtres à l'hôpital de Tours, en particulier les Drs DUCLOS et THOMAS qui nous ont enseigné les premiers principes de la clinique.

Merci encore à nos maîtres des hôpitaux de Paris : à M. le Pr JACCOUD, à M. le Pr TARNIER, dans les services desquels nous fîmes notre stage médical et obstétrical.

M. le Pr PAUL BERGER, dans le service duquel nous avons fait notre stage chirurgical, a bien voulu nous faire le grand honneur d'accepter la présidence de notre thèse ; nous sommes heureux de lui dédier notre travail en témoignage de notre profonde gratitude.

HISTORIQUE

La névralgie intercostale est mentionnée pour la première fois par Chaussier dans son tableau synoptique. C'est lui qui, le premier, décrivit avec quelque précision les caractères spéciaux aux névralgies. Il en attribue la première observation à Siebold.

La première étude complète de la question parut seulement en 1818 dans un mémoire de P.-L.-A. Nicod.

Après ce mémoire parurent quelques travaux peu importants mentionnés par Valleix. Ollivier en France (1826), Brown Isaac Porter en Angleterre, la décrivent en même temps que d'autres affections douloureuses ayant une autre origine, en particulier, l'irritation spinale.

Laënnec n'isole pas suffisamment la névralgie intercostale des autres affections douloureuses de la poitrine. Mais il paraît néanmoins avoir reconnu son existence quand il traite des névralgies pulmonaires.

Bassereau, en 1840, réunit dans sa thèse les observations connues de névralgie intercostale et en précise les caractères.

Valleix, vers la même époque, publie d'abord un mémoire isolé, puis son traité des névralgies, dans lequel il établit d'une façon définitive la symptomatologie de la maladie et en fixe les points douloureux.

Depuis Valleix, son histoire est définitivement classée dans les cadres nosologiques. Il faut néanmoins noter les travaux de Beau, Bouchard, Chantemesse et Lenoir.

Au point de vue des interventions chirurgicales, c'est Nussbaumn qui pratiqua pour la première fois l'élongation des nerfs intercostaux, en 1878, et c'est Nicoladoni qui fit la première fois la résection de ces nerfs, en 1881.

ANATOMIE ET PHYSIOLOGIE

DES NERFS INTERCOSTAUX

Les nerfs rachidiens sont formés par la réunion des racines antérieures et postérieures de la moelle au niveau du trou de conjugaison.

Au sortir du trou de conjugaison, les nerfs rachidiens, à peine formés, abandonnent un petit rameau collatéral, le nerf sinu-vertébral de Luschka. Ce rameau, grossi par une anastomose que lui envoie le grand sympathique retourne dans le canal rachidien en suivant un trajet récurrent et se distribue par des filets excessivement ténus aux vaisseaux, aux méninges et aux corps vertébraux eux-mêmes.

Après avoir fourni le rameau de Luschka, les nerfs rachidiens se divisent chacun en deux branches terminales d'inégal volume, une branche antérieure et une branche postérieure.

Les branches postérieures, relativement petites, se portent en arrière ; elles sont destinées aux muscles et aux téguments de la région spinale postérieure.

Les branches antérieures, plus volumineuses, se dirigent en avant ; elles sont destinées aux muscles et aux téguments des parties latérales et antérieures du cou, du thorax et de l'abdomen, ainsi qu'aux membres supérieurs et inférieurs.

Les branches antérieures des nerfs dorsaux sont les nerfs intercostaux.

Ces nerfs sont ainsi appelés parce qu'ils parcourent d'arrière en avant les espaces intercostaux. Ils sont destinés aux parois du thorax et de l'abdomen.

Ils sont au nombre de douze et on leur donne le nom de premier, deuxième et ainsi de suite en allant de haut en bas : le premier cheminant dans le premier espace intercostal, le douzième longeant le bord inférieur de la douzième côte.

Nous étudierons d'abord un nerf intercostal type, au point de vue de sa distribution et de ses anastomoses. Puis nous passerons en revue les caractères particuliers à chaque nerf intercostal. Nous étudierons ensuite les rapports de ces nerfs, et nous terminerons par quelques lignes de physiologie.

Nerf intercostal type. — Nous pouvons prendre pour type de notre description le sixième nerf intercostal.

Dès son origine, immédiatement en dehors du trou de conjugaison, le nerf intercostal abandonne deux filets anastomotiques (rami communicantes) au cordon du grand sympathique. De ces deux filets, l'un, supérieur ou ascendant, se rend au ganglion thoracique situé au-dessus, l'autre, inférieur ou descendant, se porte dans le ganglion situé au-dessous.

Après avoir fourni ces deux rameaux, le nerf intercostal se dirige en dehors vers l'espace intercostal correspondant, dans lequel il se loge et qu'il parcourt d'avant en arrière dans toute son étendue.

Dans ce long trajet autour du thorax, le nerf intercostal fournit de nombreux rameaux. On peut les distinguer en rameaux musculaires, rameaux sous-costaux, rameaux anastomotiques, rameaux cutanés ou perforants.

1° Les rameaux musculaires sont très nombreux, très grêles et d'une longueur très variable. Ils se rendent aux muscles intercostaux internes et externes, aux sous-costaux, aux sur-costaux, à la partie supérieure des muscles grand oblique et grand droit de l'abdomen ;

2° Les rameaux sous-costaux (Testut) sont des filets excessivement déliés qui, après avoir perforé le muscle intercostal interne, se portent sur la face interne, soit de la côte qui est au-dessus, soit de la côte qui est au-dessous. Ils se terminent dans le périoste, dans l'os et dans le feuillet pariétal de la plèvre ;

3° Outre les *rami communicantes* qui unissent les nerfs intercostaux dès leur origine aux ganglions thoraciques du grand sympathique, on observe des anastomoses entre nerfs intercostaux voisins. Ces filets croisent la face interne des côtes soit verticalement, soit plus ou moins obliquement ;

4° Enfin chaque nerf intercostal possède deux rameaux cutanés ou perforants : le rameau perforant latéral et le rameau perforant antérieur.

Le rameau perforant latéral naît à la partie moyenne

de l'espace intercostal. Il perfore de dedans en dehors le muscle intercostal externe et se partage aussitôt après en deux rameaux secondaires : l'un, antérieur, se dirige d'arrière en avant et vient se distribuer à la peau de la région antérieure du thorax. L'autre, postérieur, se porte en arrière et se distribue à la peau de la paroi latérale.

Le rameau perforant antérieur continue la direction du tronc du nerf intercostal. Il est moins considérable que le précédent. Il arrive à la peau dans le voisinage de la ligne médiane antérieure et se partage aussitôt en deux groupes de filets. Les uns, filets internes, se distribuent à la peau de la région médiane du tronc. Les autres, filets externes, se dirigent en dehors et en arrière, se portent à la rencontre du rameau perforant latéral et se distribuent comme lui à la peau de la paroi antérieure du thorax.

Caractères particuliers des différents nerfs intercostaux. — Les différents nerfs intercostaux se distribuant à des régions anatomiques dissemblables, il en résulte des modifications de détail dans la distribution de chacun de ces nerfs.

C'est ainsi que le premier nerf intercostal se distingue de tous les autres intercostaux par sa ténuité relative. Il ne représente du reste qu'une très faible portion de la première branche dorsale. La plus grosse portion de cette branche se dirige en effet en haut et en dehors pour s'unir à la huitième cervicale et constituer l'X inférieure du plexus brachial. Un autre caractère important du premier nerf intercostal est l'absence de rameau perforant latéral. On peut rechercher l'équivalent de ce rameau dans une partie des fibres nerveuses fournies au plexus brachial par la branche antérieure de la première paire dorsale. Ces fibres viennent s'accoler au nerf brachial cutané interne ou à son accessoire. Au point de vue de son trajet et de sa distribution, le premier nerf intercostal contourne le bord externe de la première côte, s'étend jusqu'au sternum et là se distribue à la peau. Il envoie un petit filet au muscle petit dentelé postérieur et supérieur. Les deuxième, troisième et quatrième nerfs intercostaux envoient de même des filets à ce muscle (Rielander).

Le deuxième nerf intercostal envoie normalement (Cunningham) un rameau anastomotique à la branche qui, de la première paire dorsale, se rend au plexus brachial. De plus son rameau perforant latéral, au lieu de se distribuer aux téguments du thorax, se porte en dehors, pénètre dans l'aisselle, s'y anastomose avec l'accessoire du brachial cutané interne et se distribue finalement à la peau de la région interne du bras.

Le troisième nerf intercostal possède également un perforant intercostal qui après avoir abandonné un petit filet à la peau de la région mammaire vient se distribuer ensuite à la peau de la face interne du bras en traversant le creux axillaire où il s'anastomose avec l'accessoire du brachial cutané interne.

Les quatrième et cinquième nerfs intercostaux présentent trois particularités : 1° le filet postérieur de leur rameau perforant latéral se distribue à la face postérieure de l'épaule ; 2° le filet antérieur de ce même rameau se distribue surtout à la glande mammaire et au mamelon ; 3° quelques filets généralement assez grêles se détachent de l'extrémité antérieure du nerf pour aller innerver le muscle triangulaire du sternum.

Les sixième et septième nerfs intercostaux rentrent dans la description que nous avons donnée du nerf intercostal type. Ils présentent quelques filets qui se dirigent vers la partie supérieure du grand oblique et du grand droit de l'abdomen et contribuent ainsi à l'innervation de ces muscles.

Les huitième, neuvième, dixième et onzième nerfs intercostaux parcourent les espaces intercostaux limités par les fausses côtes, puis, au niveau de l'extrémité antérieure de ces espaces, ils croisent obliquement les cartilages costaux en passant le long de leur face postérieure, s'engagent entre les muscles larges de l'abdomen, leur abandonnent de nombreux filets et atteignent le bord externe du grand droit. Au niveau du bord externe de ce muscle on voit se détacher un petit filet qui traverse d'arrière en avant le bord externe du muscle et se divise pour se distribuer à la peau de la région. Puis ces filets pénètrent dans la zone du grand droit en passant entre la face postérieure du muscle et le feuillet postérieur de sa gaine, ils innervent chemin faisant cette portion du grand droit et atteignent enfin le bord interne du muscle. Ils perforent alors ce bord interne fournissant ainsi un deuxième rameau perforant antérieur qui vient se distribuer à la peau de la région médiane de l'abdomen.

Les perforants latéraux de ces muscles traversent le grand oblique et atteignent leur territoire cutané après un trajet de plus en plus oblique en bas et en avant.

Il faut noter également que les neuvième, dixième et onzième nerfs intercostaux envoient quelques filets au muscle petit dentelé postérieur et inférieur.

Le douzième nerf intercostal chemine au-dessous de la douzième côte. Il n'est donc pas compris dans un espace intercostal. Il sort du canal rachidien entre la douzième vertèbre dorsale et la première lombaire, envoie aussitôt un filet qui se dirige en bas et en dehors pour aller s'anastomoser avec le premier nerf lombaire, passe en avant de la partie supérieure du carré des lombes, s'engage entre le transverse et le petit oblique, puis entre le petit oblique et le grand oblique, atteint finalement le bord externe du grand droit et pénètre dans la gaine du muscle, comme les nerfs précédents.

Son rameau perforant latéral traverse le grand oblique comme les précédents, puis il descend presque verticalement en bas vers la crête iliaque en cheminant dans le tissu cellulaire sous-cutané, croise la crête iliaque et va innerver la peau de la région fessière où il se divise en de nombreux rameaux.

Anomalies. — Les nerfs intercostaux se divisent quelquefois en deux rameaux, lesquels cheminent parallèlement dans les espaces intercostaux et se réunissent de nouveau après un trajet plus ou moins long.

une telle disposition rappelle de tous points les anastomoses longitudinales ou elliptiques des artères.

Les anastomoses entre nerfs intercostaux voisins sont loin d'être constantes. On les observerait surtout, d'après Krause, entre le 2e et 4e.

Il n'est pas rare de voir le 1er nerf intercostal s'épuiser dans les muscles intercostaux et manquer ainsi de rameau perforant antérieur.

La branche cutanée fessière du 12e nerf intercostal peut être fournie par le 1er nerf lombaire ; dans ce cas le rameau perforant latéral du 12e nerf intercostal, moins bien développé que d'habitude, se distribue aux téguments compris entre la 12e côte et la crête iliaque.

L'anastomose du 12e intercostal avec le 1er nerf lombaire est très variable dans son volume, mais elle l'est aussi dans sa situation : c'est ainsi qu'elle peut se faire le long du bord externe du carré des lombes ou même dans l'épaisseur de la paroi abdominale.

Ces variations anatomiques des nerfs intercostaux, auxquelles on pourrait en ajouter quelques autres, sont, on le voit, peu étendues : elle n'ont d'ailleurs aucune importance en médecine et en chirurgie (Testut).

Rapports. — Avant d'entrer dans l'étude des rapports du nerf intercostal proprement dit nous donnerons quelques indications, d'après Chipault, sur les rapports des sommets des apophyses épineuses avec les racines des nerfs dorsaux.

Le rapport des apophyses épineuses et des racines est sujet à de nombreuses variations individuelles. « Il peut néanmoins être exprimé par une formule simple, bien entendu sans prétention à l'exactitude mathématique, mais toutefois d'une vérité plus que suffisante pour mettre le doigt sur une lésion médullaire à travers le rachis et guider une intervention chirurgicale ».

Pour l'adulte, à la région dorsale supérieure, il faut ajouter 2 au numéro d'une apophyse déterminée pour avoir le niveau des racines qui naissent à son niveau ; à partir de la 10e apophyse dorsale jusqu'à la 11e, il faut ajouter 3 ; la partie inférieure de la 11e et l'espace interépineux sous-jacent correspondent à la naissance des paires sacrées.

Pour l'enfant on apportera une légère modification à cette formule. A la région dorsale supérieure, de la 1re à la 4e apophyse, il faut ajouter 3 pour avoir le numéro de la racine correspondante ; à la région dorsale moyenne, de la 5e à la 9e apophyse, il faut ajouter 4. Cela tient à ce que, jusqu'à 6 ou 7 ans, les racines dorsales et les premières lombaires naissent de la moelle plus haut dans le rachis qu'à un âge plus avancé, ce qui ne peut tenir qu'à une longueur de la moelle dorsale moindre par rapport au rachis.

« Quoi qu'il en soit, ces rapports sont en pratique de la plus grande utilité, et permettent au premier coup d'œil de déterminer approximativement le niveau rachidien d'une lésion radiculo-médullaire sans symptômes vertébraux » (Chipault).

Au point de vue des rapports des nerfs intercostaux proprement dits, nous distinguerons des rapports immédiats et des rapports médiats. Nous désignerons sous le nom de rapports immédiats les rapports que les nerfs intercostaux affectent avec les organes qui constituent l'espace intercostal; nous désignerons sous le nom de rapports médiats les rapports que présentent ces nerfs avec les organes profonds recouverts par les espaces intercostaux et avec les organes superficiels recouvrant ces espaces.

Rapports immédiats. — Les espaces intercostaux présentent un contenant et un contenu.

Le contenant est formé en haut et en bas par deux côtes; en avant et en arrière par deux aponévroses, l'une interne, l'autre externe qui tapissent les faces interne et externe des côtes et recouvrent les espaces intercostaux dans leur intervalle. L'aponévrose extérieure est une toile fibreuse mince et nacrée. L'aponévrose intérieure est mince et plus terne. La côte supérieure entre en rapport avec l'espace par son bord inférieur sur lequel se trouve la gouttière costale. Cette gouttière est creusée à la fois aux dépens du bord inférieur et de la face interne de la côte. Elle commence un peu en arrière de l'angle de la côte et se termine à la réunion du tiers antérieur avec les deux tiers postérieurs de l'os. La côte inférieure entre en rapport avec l'espace par son bord supérieur mousse. Au point de vue de ses rapports avec les côtes, le nerf intercostal est d'abord situé à égale distance des deux côtes, à la partie postérieure de l'espace; en atteignant la région de l'angle il remonte vers la partie supérieure de l'espace pour venir se loger dans la gouttière de la côte supérieure.

Le contenu de l'espace intercostal comprend les muscles, les nerfs et les vaisseaux du tissu cellulaire.

Les muscles sont au nombre de deux, l'interne et l'externe.

Le muscle intercostal externe s'insère pour tous les auteurs, d'une part au bord externe de la gouttière, d'autre part au bord supérieur de la côte qui est située au-dessous et à la lèvre externe de ce bord. Il s'étend d'une côte à l'autre depuis les articulations costo-transversaires jusqu'à l'extrémité externe des cartilages intercostaux. Ils n'occupent donc que les trois quarts postérieurs des espaces intercostaux. Chacun de ces muscles constitue une nappe mi-charnue mi-tendineuse, à fibres dirigées obliquement de haut en bas et d'arrière en avant. L'épaisseur de cette nappe peu considérable en arrière, augmente ensuite pour diminuer de nouveau en avant. Au niveau de l'extrémité externe des cartilages costaux, les fibres charnues disparaissent complètement et sont remplacées par des fibres aponévrotiques de même direction qui se confondent avec l'aponévrose intercostale externe et se continuent jusqu'au sternum.

Le bord antérieur de chaque intercostal externe se reporte de plus en plus en avant dans l'espace intercostal, à mesure que le muscle devient plus inférieur ; à partir du 4e espace intercostal, il atteint le cartilage, au 7e, au 8e et au 9e il se trouve dans l'intervalle des cartilages, enfin au 10e et au 11e, il s'étend jusqu'au sommet de la 11e et de la 12e côte (Theile). Au niveau du premier espace le premier intercostal arrive fréquemment au contact du sternum.

Les muscles intercostaux internes plus minces que les précédents, s'étendent dans chaque espace intercostal de l'angle des côtes au sternum. La direction de leurs fibres est oblique en bas et en arrière.

Pour les auteurs classiques ils s'insèrent en haut à la lèvre interne ou postérieure de la gouttière costale, en bas au bord supérieur et à la face interne de la côte inférieure.

En réalité, comme l'a montré M. Souligoux, ce muscle a des insertions très variables suivant le point où on le considère et ceci a une certaine importance au point de vue de la situation exacte du nerf intercostal.

Les classiques placent le nerf et les vaisseaux qui cheminent au-dessus de lui, d'abord entre le muscle intercostal externe et l'aponévrose qui continue le bord postérieur de l'intercostal interne, à la partie postérieure de l'espace. En avant de l'angle des côtes, ils placent les vaisseaux et les nerfs dans la gouttière sous-costale; entre les insertions du muscle intercostal externe qui borde la gouttière en dehors et les insertions du muscle intercostal interne qui borde cette gouttière en dedans.

M. Souligoux décrit tout autrement le muscle intercostal interne et son opinion, admise par M. Poirier dans son traité d'anatomie, tend à être acceptée actuellement; cette disposition avait été figurée auparavant par Redinger dans son atlas.

Dans la région postéro-latérale de l'espace intercostal « l'intercostal interne est mince, à peine repré-« senté par quelques fibres musculo-aponévrotiques ; il

« s'insère bien à la lèvre interne de la gouttière, mais, « à mesure qu'il avance latéralement, nous voyons ce « muscle augmenter considérablement de volume et au « milieu de l'espace intercostal, le long de la ligne axil- « laire, il est beaucoup plus volumineux que l'externe « devenu mince. Il s'insère alors aux deux lèvres de la « gouttiere costale et remplit presque complètement, à « lui seul, l'espace intercostal, devenant de plus en plus « superficiel et plus épais à mesure que l'externe s'a- « moindrit davantage ».

Ce point est important à retenir au point de vue de la recherche des nerfs intercostaux. Il résulte de ces faits que l'on devra, pour arriver sur les nerfs intercostaux, du moins à la partie moyenne de l'espace, diviser non seulement le muscle intercostal externe, mais encore le muscle intercostal interne. Ces deux muscles ne sont pas d'ailleurs faciles à séparer, car la quantité de tissu cellulo-graisseux signalée par nombre d'auteurs entre les deux muscles est très faible ou manque tout à fait. Une mince membrane aponévrotique adhérente surtout au muscle intercostal externe, les sépare seule et on la verra facilement quand on sectionnera les muscles intercostaux pour aller à la recherche des troncs nerveux.

Il résulte de ces insertions des muscles intercostaux internes à la partie moyenne de l'espace, que les vaisseaux et nerfs cheminent à ce niveau non pas entre les deux muscles intercostaux, mais dans un dédoublement des fibres de l'intercostal interne. Sur une coupe verticale de l'espace, on voit le muscle intercostal se diviser en fourche à sa partie supérieure. Un faisceau plus volumineux s'insère à la lèvre externe de la gouttière. Un faisceau très grêle s'insère à la lèvre interne et supérieure de cette gouttière.

Une autre conséquence de cette disposition est que le nerf intercostal est séparé de la plèvre à ce niveau par quelques simples fibrilles musculaires et par une toile aponévrotique fort mince. Cette faible cloison est facilement perforée et on conçoit le danger qui doit être présent à l'esprit dans la recherche du nerf intercostal.

Les vaisseaux intercostaux comprennent des artères, des veines et des lymphatiques.

Les artères cheminent dans la gouttière sous-costale parallèlement au nerf, mais au-dessus de lui, en sorte qu'on pourra isoler assez facilement ce dernier et l'attirer seul au dehors. Outre ces branches qui accompagnent le nerf intercostal dans la gouttière, il existe d'autres branches artérielles qui longent le bord supérieur de la côte inférieure. Mais elles n'ont pas d'intérêt à notre point de vue.

Une veine accompagne l'artère intercostale dans la gouttière sous-costale. Elle est située au-dessus de l'artère et est séparée par cette dernière du nerf intercostal.

Rapports médiats. — Nous diviserons l'étude de ces rapports en deux parties. Dans la première partie nous étudierons les rapports de la face interne des espaces intercostaux. Dans la seconde nous passerons en revue les rapports de la face externe de ces espaces.

a) *En dedans,* deux séreuses tapissent l'espace intercostal : en haut la plèvre, en bas le péritoine. Mais entre chacune d'elles et le muscle intercostal interne s'interposent des couches musculaires : le triangulaire du sternum en haut au niveau de la plèvre ; le transverse de l'abdomen en bas au niveau du péritoine.

Nous ne citerons que pour mémoire les organes thoraciques en rapport avec les espaces intercostaux : les poumons, le péricarde et le cœur qu'il contient, les gros vaisseaux de la base du cœur, etc. L'artère mammaire interne longe la partie antérieure des espaces intercostaux sur les parties latérales du sternum.

Au niveau des espaces inférieurs se trouve le diaphragme, et par son intermédiaire les organes abdominaux : foie, rate, estomac, reins.

b) *En dehors,* nous considérerons séparément les rapports des espaces supérieurs et des espaces inférieurs.

Les espaces supérieurs sont recouverts en arrière par des paquets musculaires disposés en plusieurs plans.

Un premier plan comprend le trapèze et le grand dorsal.

Un deuxième plan comprend le rhomboïde, l'angulaire de l'omoplate. On peut aussi y joindre l'omoplate et les muscles qui s'insèrent sur ses faces antérieure et postérieure.

Dans un troisième plan, le petit dentelé postérieur et supérieur, le grand dentelé.

Latéralement, ils sont en rapport avec le grand dentelé qui s'enroule autour de la paroi thoracique, et par son intermédiaire avec le grand dorsal et les organes du creux de l'aisselle.

En avant, ils sont recouverts par les pectoraux et aussi par le grand dentelé en dehors.

On le voit, ces espaces sont recouverts par des masses musculaires importantes et leur accès est assez difficile. Le creux de l'aisselle, la partie tout antérieure juxta-sternale en. sont les points les plus accessibles. D'ailleurs les nerfs qui les traversent sont rarement atteints de névralgie.

Les espaces inférieurs sont plus superficiels. Ils sont recouverts de lames musculaires peu épaisses. En avant, le grand pectoral, le grand dentelé, le grand droit de l'abdomen, le grand oblique entrecroisent leurs digitations.

En arrière, le grand dorsal recouvre tous ces espaces. Au-dessous de lui, le petit dentelé postérieur et inférieur s'étend de la colonne vertébrale aux quatre dernières côtes. Dans les gouttières costo-vertébrales les muscles épais émanés de la masse commune tapissent la partie toute postérieure des espaces. Ces espaces inférieurs sont surtout superficiels au niveau de leur portion moyenne. Sur les parties latérales du thorax, dans l'espace angulaire à sommet supérieur limité en avant par le grand pectoral, en arrière par le grand dorsal, seules les digitations du grand dentelé et du grand oblique les séparent de la peau et du tissu cellulaire sous-cutané et ces digitations sont fort minces chez la plupart des sujets.

Physiologie. — Les nerfs intercostaux sont formés de fibres fournies par les racines antérieures et de fibres fournies par les racines postérieures. Les premières sont formées par les prolongements cylindraxiles des cellules radiculaires des cornes antérieures. Ce sont des fibres motrices. Les secondes représentent les prolongements cylindraxiles du ganglion spinal relié lui-même à la moelle par les racines postérieures. Ce sont des fibres sensitives. La section des racines postérieures supprime la sensibilité dans le territoire qu'elles innervent. Si l'on sectionne la racine antérieure, le bout périphérique seul s'altère : ce sont des fibres centrifuges. Si l'on sectionne les racines postérieures c'est le bout qui tient au ganglion qui reste inaltéré. Les cellules du ganglion spinal règlent donc la nutrition des fibres des racines postérieures et des prolongements périphériques de ces racines.

Les fibres sensitives des nerfs intercostaux innervent toute la partie antérieure et latérale du thorax, la plus grande partie de la paroi abdominale antérieure, la paroi abdominale latérale et même la partie toute supérieure de la peau de la fesse. Ces fibres se rendent également au périoste, à la portion osseuse et à la portion cartilagineuse des côtes.

Les fibres motrices se distribuent aux muscles intercostaux internes et externes, aux sous-costaux, aux sus-costaux, au triangulaire du sternum, aux muscles petits dentelés postérieurs, supérieur et inférieur, aux muscles grand oblique, petit oblique, transverse et grand droit de l'abdomen.

De ces muscles, les uns innervés uniquement par les intercostaux sont peu importants au point de vue fonctionnel.

Les autres sont innervés, soit par plusieurs nerfs intercostaux, soit par les nerfs intercostaux et par des nerfs provenant d'autre source. C'est ainsi que les muscles obliques et transverse, de même que le grand droit, reçoivent leur innervation à la fois des nerfs intercostaux et des nerfs abdomino-génitaux, que les petits dentelés reçoivent outre les nerfs intercostaux une branche du nerf du rhomboïde pour le supérieur, une branche du nerf du grand dorsal pour l'inférieur. On conçoit alors que ces muscles puissent être privés, soit d'une partie de leurs nerfs intercostaux, soit même de tous ces nerfs intercostaux, et conserver néanmoins une innervation suffisante.

Il en résulte qu'au point de vue des applications chirurgicales, nous pouvons considérer les nerfs intercostaux surtout comme des nerfs sensitifs, et que l'on peut être amené à les supprimer s'ils sont douloureux, sans s'inquiéter de leur fonction motrice.

Avant de terminer l'étude de la physiologie des nerfs intercostaux, nous mentionnerons les récents travaux de MM. Billard et Cavalié sur la physiologie des nerfs intercostaux. Ces auteurs ont montré la présence chez les mammifères de rameaux issus des six derniers nerfs intercostaux et destinés au diaphragme. Ces rameaux contiennent des fibres motrices et leur excitation s'accompagne de contractions faibles et partielles du muscle. Mais ces branches diaphragmatiques ne peuvent, chez les mammifères, suppléer d'une façon suffisante les nerfs phréniques dans les fonctions respiratoires du diaphragme. Chez le canard, la section des nerfs intercostaux au delà des ganglions sympathiques correspondants ne supprime pas les mouvements respiratoires tout en les affaiblissant. Mais la résection à la sortie du trou de conjugaison d'un segment de tous les nerfs intercostaux y compris les ganglions sympathiques correspondants supprime les mouvements respiratoires. L'animal meurt par arrêt de la respiration. Les nerfs moteurs respiratoires chez le canard sont : 1° les nerfs intercostaux ; 2° des rameaux qui partent des ganglions sympathiques dorsaux et dont la provenance ainsi que la terminaison restent à élucider.

ÉTUDE CLINIQUE

La névralgie intercostale siège dans le domaine de l'un des douze nerfs intercostaux.

Étiologie. — Cette névralgie est des plus communes. Elle survient surtout chez l'adulte. Mais on l'observe aussi chez le vieillard et Valleix en a cité un cas chez l'enfant. C'est surtout de 17 à 40 ans qu'on la rencontre. Le tempérament nerveux et la délicatesse de la constitution prédisposent particulièrement à cette névralgie et les trois quarts des cas s'observent chez des femmes. Il y a 51 femmes pour 11 hommes d'après les statistiques de Valeix et de Bassereau.

Les causes prédisposantes qui semblent présider à l'apparition de la névralgie intercostale sont des causes infectieuses, toxiques et dyscrasiques. Parmi les causes infectieuses, il faut citer le paludisme, la syphilis, la fièvre typhoïde, la fièvre puerpérale, la tuberculose.

Les causes toxiques comprennent le saturnisme, l'hydrargyrisme, l'intoxication par l'oxyde de carbone. Ces dernières étant plus discutées.

Les causes dyscrasiques sont fort importantes. Ce sont le rhumatisme, la goutte, le diabète, la chlorose, certaines cachexies.

L'anémie, quelle qu'en soit la cause (métrorragies répétées, lactation prolongée, convalescence de maladies graves, affection chronique de l'estomac, etc.), est surtout apte à provoquer le développement de douleurs intercostales.

A côté de ces causes, les conditions étiologiques d'ordre local jouent un rôle important dans la production des névralgies intercostales.

Ce sont tout d'abord les traumatismes, les contusions des parois thoraciques, les fractures de côtes. Ces dernières laissent parfois après elles des douleurs qui persistent plusieurs mois ou plusieurs années : elles sont dues à la compression du nerf voisin par les extrémités des fragments écartés ou par un cal volumineux. Il faut également signaler les tumeurs du sein, en particulier le cancer. Le mal de Pott dorsal produit la névralgie intercostale par la compression des racines, soit dans le canal rachidien, soit plus rarement au niveau des trous de conjugaison. Dans le premier cas il s'agit de pachyméningite, dans le deuxième d'écrasement des corps vertébraux. On les observerait aussi dans les cypho-scolioses prononcées (Seeligmüller), quand les dernières côtes viennent presser contre la crête iliaque. On pourrait même observer la production de névralgies intercostales dans les scolioses légères qui ne s'accompagnent pas de déformations permanentes de la colonne vertébrale, mais se produisent seulement à l'occasion de certains exercices. Les tumeurs du médiastin et en premier lieu les anévrysmes de l'aorte sont des causes importantes de névralgies intercostales. Ces anévrysmes arrivent à user les vertèbres et les côtes et à comprimer les nerfs intercostaux. Mais les causes locales le plus fréquemment observées sont les lésions de la plèvre et du poumon, en particulier la tuberculose. Les névralgies seraient en ce dernier cas le résultat d'une névrite ou tout au moins d'une congestion du névrilème qu'expliqueraient les rapports intimes des nerfs intercostaux avec la plèvre dans la partie la plus postérieure de leur trajet, là où les muscles intercostaux internes font défaut. Les maladies du cœur et du péricarde peuvent également se rencontrer parmi les causes de névralgies intercostales.

Enfin ces névralgies peuvent être d'origine centrale (myélites, méningo-myélites, tumeurs intra-rachidiennes).

Bassereau a signalé la coïncidence fréquente des affections utérines avec la névralgie intercostale. Il avait constaté dans un grand nombre de cas par le toucher vaginal, un point douloureux à côté du col correspondant. Il avait cru pouvoir conclure à l'origine utérine réflexe de cette affection. C'était une interprétation erronée d'un fait réel. La douleur hypogastrique, les troubles utérins, la douleur dans un point à côté du col sont des signes qui se rapportent à la névralgie lombo-abdominale. Dans les sept cas qui font le sujet de la discussion de Bassereau il y a coexistence de névralgie lombo-abdominale et de névralgie intercostale. Les affections de l'utérus et de ses annexes se rencontrent chez beaucoup de femmes atteintes de névralgies, mais pas plus spécialement de névralgies intercostales ; ce fait a été établi par les statistiques de Valleix et confirmé depuis.

Beau rechercha dans l'estomac ce que Bassereau avait cru trouver dans l'utérus, et il se demanda si la dyspepsie ne serait pas l'origine et la cause de la névralgie intercostale. En réalité la névralgie intercostale n'est le plus souvent dans ces cas ni cause ni effet, elle est la traduction des mêmes désordres dans la nutrition, des mêmes diathèses.

Cependant des phénomènes réflexes de voisinage peuvent donner lieu à des névralgies intercostales. Peter cite un cas de coliques hépatiques accompagnées de névralgies intercostales. MM. Chantemesse et Lenoir l'ont notée, et le plus souvent bilatérale, dans la dilatation de l'estomac.

Enfin, on a incriminé également la stase veineuse, dans les plexus intra-rachidiens et dans les lacis qui entourent les nerfs dorsaux à leur émergence, comme pouvant jouer un rôle dans le développement des névralgies intercostales chez les hémorroïdaires.

Symptomatologie. — La névralgie intercostale est une affection presque toujours unilatérale. On l'observe beaucoup plus fréquemment à gauche. Les nerfs intercostaux les plus inférieurs sont de beaucoup les plus fréquemment touchés et en particulier les 5e, 6e, 7e et 8e.

Cela tiendrait d'après Henle à la difficulté qu'ont à se vider les plexus veineux du côté gauche, particulièrement de la 4e à la 8e côte. Avant de se déverser dans la veine cave ces plexus passent d'abord par la petite azygos puis par l'azygos. Un seul tronc peut être pris, mais fréquemment aussi plusieurs nerfs sont atteints de névralgie.

La douleur est continue. Elle est exagérée par les mouvements, les efforts, les fortes respirations. Elle consiste parfois seulement en une sensation de constriction et de tension dans un côté de la poitrine. Mais elle se manifeste aussi parfois dans des cas plus rares par des douleurs ténébrantes, perçantes. Dans les cas légers elle est au contraire très supportable et disparaît même au repos.

Cette douleur continue est exaspérée à certains moments par des paroxysmes survenant sous l'influence de causes diverses : mouvements respiratoires, mouvements des membres supérieurs, toux, baillement, éternuement, efforts. Parfois aussi ils surviennent spontanément. Les élancements douloureux se font sentir sur tout le trajet du nerf, d'arrière en avant; plus rarement ils semblent prendre naissance à la partie moyenne de l'espace intercostal et rayonnent de là en avant et en arrière.

Dans les accès intenses le malade incliné du côté le plus douloureux immobilise le plus possible son thorax et n'ose même plus parler à haute voix.

Il existe trois points douloureux principaux réveillés par la pression du doigt sur le trajet du nerf intercostal : 1° un point postérieur (point vertébral) à côté des apophyses épineuses ; il correspond selon les uns au lieu d'émergence des nerfs par les trous intervertébraux, selon les autres au lieu d'émergence des branches postérieures des nerfs dorsaux ; 2° un autre latéral ou moyen, au milieu de l'espace intercostal, c'est-à-dire sur la ligne axillaire pour les 5 ou 6 premiers espaces et un peu plus en arrière pour les derniers ; ce point médian correspond à l'origine du rameau perforant moyen ; 3° un antérieur ou point sternal à la naissance du rameau perforant antérieur, entre le sternum et l'union des côtes avec leurs cartilages.

Outre ces points on rencontre des points apophysaires, un point cardiaque à la pointe du cœur, et un point xiphoïdien à l'extrémité de l'appendice xiphoïde. Ces deux derniers sont exceptionnels.

Souvent à ces symptômes se joint l'hyperesthésie de la région, qui ne peut supporter le moindre frôlement, le moindre contact, même des vêtements. Cette hyperesthésie est parfois calmée par une forte pression exercée avec la paume de la main. L'anesthésie est beaucoup plus rare que l'hyperesthésie : quand elle existe elle est limitée à des points circonscrits.

Ces douleurs irradient fréquemment dans le dos, au niveau de l'épine de l'omoplate, à la mamelle, la région lombaire, la face interne du bras. Il pourrait également se produire des irradiations dans le domaine du pneumogastrique, avec accélération respiratoire, palpitations, crises d'angine de poitrine.

Au cours de la névralgie intercostale, on observe

fréquemment des troubles trophiques revêtant un aspect spécial et constituant le zona. Il est plus commun ici que dans aucune autre névralgie. Cette éruption ne suit pas d'ailleurs le trajet anatomique des nerfs intercostaux. Elle répondrait aux étages métamériques primitifs de la moelle d'après M. Brissaud. Assez souvent des traces indélébiles restent au niveau des vésicules de zona.

La névralgie intercostale présente deux variétés principales : l'épigastralgie et la mastodynie.

L'épigastralgie peut être due à la névralgie des derniers nerfs intercostaux et les douleurs peuvent soit prédominer simplement au niveau de l'épigastre, soit s'y localiser exclusivement.

Cette variété devient plus manifeste par la pression exercée par les vêtements, en particulier par le corset qui refoule fortement l'épigastre. Si l'on examine des malades présentant de l'épigastralgie on constate une sensibilité extraordinaire de la peau de l'épigastre au moindre attouchement ; l'extrémité mousse d'un crayon promené sur les téguments y provoque une sensation pénible, un picotement, une cuisson comparables à la sensation causée par le frottement de la peau qui a subi une brûlure au premier degré (Trousseau). La douleur cesse dès que le crayon dépasse la ligne médiane.

L'exploration des espaces intercostaux n'est généralement pas douloureuse ; on trouve fréquemment des points apophysaires et épigastriques, rarement des points latéraux ou postérieurs.

A tous ces symptômes se joignent parfois des nausées et des vomissements.

La mastodynie peut n'être qu'un élément accessoire de la névralgie intercostale ou occuper au contraire le premier plan. Parfois même la douleur existe uniquement au niveau du sein.

L'affection peut être unilatérale ou bilatérale. Les seins sont le siège de douleurs très vives, lancinantes, revenant par accès de quelques minutes à plusieurs heures de durée. Elles irradient à la paroi abdominale, au cou, à l'aisselle, au bras et parfois jusqu'aux doigts. Les téguments de la mamelle sont le siège d'une hyperesthésie exquise, même dans l'intervalle des paroxysmes ; la malade ne peut se coucher du côté atteint ni supporter le contact de ses vêtements ; elle éprouve une sensation de pesanteur sur la poitrine. Les mouvements du bras, le moindre attouchement, la traction que le sein abandonné à son poids exerce sur les téguments suffisent à réveiller ou à exaspérer la douleur. Celle-ci devient parfois plus vive à l'époque des règles. Les accès violents peuvent être accompagnés de vomissements.

Dans les cas de mastodynie pure il n'existe ordinairement pas de points douloureux nettement localisés ; on en a cependant signalé sur le bord supérieur et le bord inféro-latéral de la glande ou bien encore au niveau du mamelon. Par contre il n'est pas rare que les apophyses épineuses des 2e, 3e, 4e, 5e vertèbres dorsales soient sensibles à la pression.

La sécrétion d'un liquide analogue à du lait ou

plutôt à du colostrum a été parfois observée, même chez des jeunes filles (Schultze, Beigel, Lesser). Chez une malade d'After la mastodynie fut accompagnée de zona.

Dans certains cas on constate dans l'épaisseur du sein de petites tumeurs du volume d'un pois ou d'une noisette (fibromes ou névromes). Elles sont en nombre variable, une, deux ou trois. Au début elles n'apparaissent qu'au moment des crises douloureuses, plus tard on les constate d'une manière permanente et en dehors des crises. Elles sont bien limitées, mobiles sur la glande. Plus rarement il existe une induration diffuse répartie sur une plus ou moins grande étendue du sein.

La névralgie mammaire ne s'observe pas seulement chez la femme. On l'a notée chez l'homme. Mais elle y est extrêmement rare.

Souvent cette affection débute à la suite d'un coup ou d'une chute portant sur le sein. On l'a également observée chez les femmes enceintes, chez les nourrices à la suite de gerçures du mamelon. Elle est inconnue avant la puberté, survient chez des femmes jeunes ou d'âge moyen et frappe surtout des nerveuses et des hystériques.

Nous n'insisterons pas sur le diagnostic différentiel de la névralgie intercostale. Les affections douloureuses des muscles de la paroi, des côtes et des organes sous-jacents peuvent en imposer pour une névralgie intercostale et, inversement, une névralgie intercostale peut faire croire à l'existence d'une affection organique qui fait défaut.

La névralgie étant reconnue, on en recherchera la cause. Pour cela on examinera soigneusement le malade en insistant sur l'examen du thorax et en particulier de la colonne vertébrale.

Ces névralgies, quand elles sont indépendantes de toute lésion matérielle, sont en général destinées à guérir. Mais elles sont fort sujettes aux récidives et ont souvent tendance à devenir chroniques. Certains malades tombent alors dans l'hypocondrie, dans la crainte où ils sont d'avoir un cancer du sein ou quelque affection thoracique grave, en particulier la tuberculose.

Quant aux névralgies symptomatiques, leur évolution est subordonnée à la lésion qui les occasionne. Les fractures de côtes, les pleurésies laissent parfois après leur guérison des névralgies très tenaces. Enfin les tumeurs, les déviations rachidiennes et même la tuberculose pulmonaire sont également la cause de névralgies persistantes rebelles.

TRAITEMENT

Le traitement de la névralgie intercostale comporte deux indications : traiter les symptômes et traiter la cause.

Le traitement médical, comme le traitement chirurgical, peut s'adresser soit à la cause, soit aux symptômes de la névralgie intercostale.

Nous n'insisterons pas sur le traitement médical de la névralgie intercostale. Nous dirons seulement d'une manière générale que le traitement symptomatique, c'est-à-dire le traitement de la douleur, principal symptôme des névralgies intercostales, fait appel : 1° aux calmants et narcotiques ; 2° à la révulsion ; 3° à l'électrisation. Il convient d'y joindre le massage et l'hydrothérapie.

Le traitement causal s'adressera aux affections diverses qui coexistent avec la névralgie intercostale : affections de l'estomac, du foie, de la plèvre et du poumon. Fréquemment aussi les malades seront des nerveux, des anémiques et des rhumatisants. Autant d'indications pour le traitement causal.

TRAITEMENT CHIRURGICAL

Au point de vue du traitement chirurgical nous aurons à considérer le traitement des névralgies symptomatiques et le traitement des névralgies intercostales proprement dites.

Si la névralgie est symptomatique d'une lésion chirurgicale il faudra remédier à cette lésion, si c'est possible. C'est ainsi que, s'il s'agit d'un mal de Pott, on pourra avoir à pratiquer le redressement, ou la ponction d'un abcès par congestion. S'il s'agit d'une lésion traumatique du rachis, s'il s'agit d'une tumeur de la colonne vertébrale, des organes voisins ou des nerfs eux-mêmes, le chirurgien pourra intervenir encore dans des cas assez limités à la vérité. Dans la mastodynie on a essayé d'agir sur la glande mammaire en extirpant les nodosités ou même en pratiquant l'amputation du sein.

Le traitement chirurgical de la névralgie intercostale proprement dite consiste à interrompre le courant sensitif sur le trajet du nerf, et cela dans le point le plus rapproché possible des centres nerveux. C'est dans ces conditions que l'intervention a le plus de chances d'être efficace.

Nous ne citerons que pour mémoire le procédé proposé par Allier et par Velpeau pour les névralgies rebelles et qui consiste à supprimer le cours du sang dans le territoire du nerf malade. Il ne fut d'ailleurs jamais appliqué, à notre connaissance, au traitement des névralgies intercostales.

L'interruption du courant sensitif appliqué aux névralgies intercostales comporte l'étude de trois procédés principaux : la résection des racines postérieures du nerf, l'élongation du nerf, sa résection.

Nous allons étudier successivement chacun de ces procédés.

Résection intradurale des racines postérieures. — La résection intradurale des racines postérieures doit être pratiquée en deux séances opératoires.

Dans une première séance on pratique la lamnectomie, puis deux ou trois jours après, on fait la résection des racines ainsi mises à découvert. Nous décrirons le manuel opératoire de ces interventions d'après M. Chipault.

« Pour pratiquer la lamnectomie on doit tout d'abord « faire une incision longitudinale sur la crête des apo« physes épineuses à travers la peau, les aponévroses « très dures. Puis au bistouri et à la rugine, en décollant « autant que possible le périoste, les deux faces des « apophyses épineuses et la face postérieure des lames « sont complètement dénudées. Pendant que cette dénu« dation est faite d'un côté, d'épais tampons de coton « hydrophile arrêtent de l'autre côté l'hémorragie très « abondante. En tous cas, mais plus encore à la nuque, « chez les gens âgés, à cause des plexus veineux régio« naux, plus encore aux lombes chez les adultes vigou« reux, ce temps opératoire est pénible. Lorsqu'il est « terminé, on a sous les yeux, sur la hauteur de trois ou « quatre arcs au moins, la face postérieure du rachis. La

« pince à emporte-pièce à mors plat de Mathieu est le
« meilleur instrument pour l'attaquer en enlevant de bas
« en haut, à petits coups, le bord inférieur de l'arc le plus
« bas parmi ceux découverts, il amorcera lentement, mais
« sûrement, l'ouverture du canal, et lorsque celle-ci sera
« suffisante pour donner passage à sa branche plate, il
« l'agrandira très vite, enlevant en quelques minutes,
« dans toute leur largeur, autant d'arcs qu'on voudra.

Telle est réduite à son temps essentiel la lamnectomie.

On applique un pansement antiseptique et l'on fait une compression modérée ».

Deux ou trois jours après on écarte les lèvres de la plaie, et on met largement à nu la face postérieure du fourreau dural : on explore cette face postérieure, on l'incise longitudinalement ; la moelle et ses racines sont alors à découvert. La racine qu'il s'agit de réséquer, bien isolée, est soulevée sur un crochet mousse et sectionnée de bas en haut, à l'aide d'un ciseau bien tranchant coudé sur le plat et à long manche, d'abord au ras de son insertion médullaire, puis au ras de son passage dural, sections qui doivent se faire sans tiraillements, l'interne pour ne pas blesser la moelle, l'externe pour ne pas blesser la racine antérieure, en ce point voisine de la postérieure. Avec ces précautions on peut réséquer 3 ou 4 centimètres de racines dorsales, étendue considérable qui, avec l'absence de tissus conducteurs à l'intérieur du fourreau dorsal pour les fibres qui voudraient se régénérer, donne une sécurité absolue contre tout rétablissement de continuité de la racine, ou des racines réséquées.

La résection a dans tous les cas où on l'a pratiquée été faite contre des névralgies. Sept fois il y a eu diminution considérable ou disparition totale des douleurs, diminution, sans doute lorsque la résection avait porté sur un nombre insuffisant de racines, disparition, lorsqu'elle avait porté sur un nombre suffisant. Le seul inconvénient post-opératoire constaté a consisté dans une anesthésie peu étendue et pour sa plus grande partie passagère.

Il s'agit donc là, au point de vue thérapeutique, d'une opération des plus intéressantes.

Il est naturellement nécessaire d'ajouter que la résection des racines postérieures est une opération grave et que 2 opérés sur 7 ont succombé au shock opératoire.

« La résection des racines postérieures ne constitue « donc pas une opération qu'il faille appliquer systéma- « tiquement, à cause de sa valeur thérapeutique, à toutes « les névralgies de cause périphérique, mais qu'il faut « limiter au cas où seule, à l'exclusion d'interventions « moins graves, elle est susceptible de donner un résul- « tat thérapeutique ».

M. Chipault divise les névralgies au point de vue de la résection des racines postérieures en 2 groupes :

Les névralgies avec accidents moteurs, les névralgies sans accidents moteurs.

« Dans les névralgies avec accidents moteurs, la ré- « section intra-durale des racines postérieures ne nous « semble jamais indiquée ; lorsqu'on aura épuisé toutes « les tentatives médicales, et toutes les tentatives chirur-

« gicales sur les nerfs atteints, on devra dans ce cas, il
« est vrai, sectionner les racines, mais en dehors du four-
« reau méningé, soit dans le canal rachidien, soit à l'ex-
« térieur de ce canal. En effet, puisque la résection de la
« partie motrice des racines s'impose aussi bien que la
« section de leur partie sensitive, à quoi bon aller cher-
« cher séparément la racine antérieure et la racine pos-
« térieure à l'intérieur de la dure-mère, alors que cette
« intervention est plus grave que les résections intra-
« durales équivalentes dans le cas particulier au point
« de vue thérapeutique ».

Dans les névralgies sans accidents moteurs 2 circonstances peuvent se présenter : 1° le nerf atteint de névralgie est uniquement sensitif ou sans rôle moteur important ; 2° le nerf atteint de névralgie joue un rôle moteur considérable.

Dans le 1er cas, l'intervention devra porter uniquement sur lui, puisqu'on pent non seulement l'élonger, le réséquer, mais encore l'enlever en totalité et même parfois par exemple, s'il s'agit d'un nerf intercostal, le chercher jusque dans le canal rachidien en dehors de la dure-mère.

Dans le cas tout différent où le nerf joue un rôle moteur, la résection intradurale des racines postérieures qui lui correspondent présente sur la résection du nerf lui-même l'avantage considérable de ménager entièrement sa fonction motrice. On pourra donc alors, après avoir tenté tous les moyens agissant sur le nerf sans interrompre sa continuité, hésiter entre la résection du nerf et la résection intradurale des racines postérieures correspondantes, cette dernière étant physiologiquement le procédé de choix.

« Les névralgies radiculaires, les radiculalgies, caractérisées cliniquement par la limitation des accidents « sensitifs, subjectifs ou objectifs, au territoire d'une ou « plusieurs racines, peuvent, comme les névralgies des « nerfs, s'accompagner ou non d'accidents moteurs. Mais « ici intervient une condition anatomo-pathologique dif- « férente ; que la lésion soit de cause inconnue, ou de « cause diathésique, ou consécutive à une névrite ascen- « dante, ou due à des lésions limitées, rhumatismales, « traumatiques, etc., des méninges rachidiennes, elle a « par définition son point de départ dans une altération « des racines postérieures elles-mêmes, portion intradu- « rale ; l'intervention pour séparer des centres la cause « de la douleur doit donc nécessairement porter sur cette « portion intradurale, la résection en ce point n'étant « plus ici une intervention de choix, mais la seule in- « tervention susceptible de donner un résultat théra- « peutique, celle qu'il faut, lorsque le diagnostic de « radiculalgie est bien posé, lorsqu'ont échoué les « moyens médicaux souvent efficaces, pratiquer d'em- « blée sans s'attarder aux interventions moins élevées « qui seraient nécessairement infructueuses ».

On le voit donc, la résection des racines postérieures ne pourra être pratiquée dans le cas de névralgies intercostales que dans des conditions infiniment rares.

Ce serait une excellente opération n'était sa gravité. Mais les risques courus par le malade sont considérables ; le rôle moteur des nerfs intercostaux est d'autre part assez peu important pour qu'il ne soit pas plus simple de diviser à la fois fibres motrices et fibres sensitives en s'attaquant au nerf lui-même à sa sortie du trou de conjugaison.

Élongation du nerf intercostal. — L'élongation produit à un certain point de vue le même résultat que la section de la racine postérieure au point de vue théorique. Son résultat serait en effet de conserver le courant moteur en interrompant le courant sensitif. Mais à ce point de vue elle présente sur la résection des racines postérieures une infériorité : c'est qu'elle agit en un point moins rapproché des centres nerveux.

L'application de cette méthode à la thérapeutique des névralgies est de date assez récente. Il y avait déjà plusieurs années que les physiologistes connaissaient les effets généreux de l'élongation nerveuse, quand les cliniciens, chirurgiens et médecins se décidèrent à les mettre au service de la thérapeutique. Un incident opératoire en fut l'occasion et plus que les expériences de laboratoire fit la fortune de cette méthode.

En 1860, pendant une résection du coude faite par Nussbaum, le nerf cubital fut fortement distendu par le crochet d'un aide. Après l'opération l'on observa la disparition des crampes tétaniques qui existaient dans le membre.

Billroth distendant involontairement le nerf sciatique qu'il dénudait dans un but d'exploration vit disparaître les crises épileptiformes du blessé à la suite de cette intervention. La guérison fut définitive et un succès inattendu terminait cette élongation accidentelle. C'était en 1869, Nussbaum fut témoin de cette opération et s'en inspira plus tard sans doute.

Néanmoins le fait n'était pas absolument nouveau. En remontant quelques années en arrière aux travaux de Harless et Huber en 1859 et aux grenouilles décapitées de Valentin, en 1864, on trouve dans ces expériences une description partielle des phénomènes de l'élongation nerveuse.

En 1872, Nussbaum pratique, de parti pris, l'élongation des nerfs cervicaux inférieurs pour restaurer la motilité d'un membre supérieur contracturé depuis plusieurs mois. La motilité revint, et, résultat imprévu, son retour s'accompagna de la disparition de l'anesthésie des régions correspondantes.

Deux années plus tard, Vogt était conduit à employer cette même opération dans le traitement des troubles de la sensibilité et en particulier de la névralgie sciatique.

La renommée de l'élongation devait grandir rapidement. A l'envi sur l'un et l'autre continent on l'appliqua aux troubles nerveux les plus divers.

Des expériences de Prévost, Ahtschek, Quinquaud, Wiet, il résulte que les effets de l'élongation varient selon qu'elle a été légère ou forte, de courte durée ou prolongée. Dans le premier cas l'irritabilité réflexe des extrémités est exagérée. Dans le second, elle descend au-dessous de la normale, et les fibres centripètes perdent l'intégrité de leurs fonctions, ou tout au moins une partie de ces fonctions avant les fibres centrifuges (Schleich, Conrad).

La conclusion pratique de toutes ces recherches expérimentales serait donc, qu'une élongation bien faite donne lieu à la perte de la sensibilité ; le courant sensitif ou centrifuge disparaît. Au contraire, le courant moteur ou descendant est conservé.

Pour expliquer cette anesthésie plus ou moins complète, sans altération de la motilité, diverses hypothèses ont été proposées : altération des fibres nerveuses du cordon nerveux ; action mécanique propagée aux centres nerveux, influences sur les terminaisons périphériques des nerfs.

Vogt admet que lorsqu'on pratique l'élongation d'un nerf, l'élongement se fait dans toutes les parties ; mais elle n'a lieu que dans certaines limites. Si on les outrepasse, on détermine une solution de continuité. Dans tous les nerfs élongés, on constate une forte sinuosité, des dilatations en zig-zag des vaisseaux, très remarquables, qui gagnent jusqu'aux capillaires les plus fins. Dans les espaces compris entre les anses capillaires se forment des agglomérations de cellules graisseuses. Huit ou dix jours après l'opération, on trouve des proliférations embryonnaires et de petits vaisseaux de néoformation. Vogt attribue ces altérations vasculaires à l'action mécanique du névrilème, qui moins élastique que le cordon nerveux qu'il enveloppe glisse à la surface, et exerce une traction plus ou moins forte sur les vaisseaux. Tarchanoff dit que l'examen microscopique d'un nerf, fait immédiatement après son étirement, offre des traces d'hyperémie et des hémorragies capillaires ; les cylindres-axe et la myéline peuvent être divisés, mais la gaine de Schwann est intacte.

Quant à ce qui est une altération des centres nerveux, Vogt affirme qu'il ne se produit pas de lésions centrales, même après une élongation énergique.

D'après Paul Bert, l'élongation porte son action sur la moelle et non sur le nerf. Il résulte des recherches de Wiet, qu'en tirant un nerf, c'est en réalité la moelle qu'on élonge ; ses expériences d'élongation sur les pneumogastriques lui permettent d'affirmer qu'il se fait un retentissement sur les centres, car le bulbe présente une injection visible à l'œil nu et quelquefois même de légères hémorragies. Les lésions trouvées dans les tubes des nerfs élongés par l'auteur au laboratoire de Damaschino, variant selon la période à laquelle on fait l'examen : dans les premiers jours fragmentation et disparition de la myéline ainsi que du cylindre-axe d'un certain nombre de fibres nerveuses ; plus tard augmentation de nombre et de volume, tuméfaction du protoplasma et multiplication des noyaux des segments interannullaires.

D'après Quinquaud, les fibres dégénérées occuperaient surtout la périphérie du cordon nerveux, et les lésions se poursuivraient dans le bout central aussi haut que porte l'examen, presque dans les racines nerveuses.

En résumé, il semble, d'après les recherches des différents auteurs que nous venons de citer, que l'élongation des nerfs agit non seulement en déterminant un trouble fonctionnel dynamique ou des troubles vasculaires, mais encore en causant des dégénérescences incomplètes de certaines fibres et des phénomènes d'irritation consécutifs. Exercée du côté du bout central, elle pourrait même retentir sur les centres, comme semblent le faire pressentir les expériences de Brown-Séquard et Wiet.

Au point de vue pratique, les faits importants parmi les résultats expérimentaux, qui méritent d'être conservés en mémoire, sont les suivants :

L'élongation interrompt le courant sensitif et laisse passer le courant moteur ; elle produit une anesthésie plus ou moins complète, selon le degré de force employée pour la produire.

Elle retentit sur les centres nerveux, surtout lorsqu'on tire le nerf du côté de son origine centrale. Si l'on exerce la traction dans le sens périphérique, le retentissement sur la terminaison des nerfs est peu prononcé et les troubles moteurs n'ont qu'une durée éphémère.

L'élongation comprend 4 temps : 1° l'incision qui devra être autant que possible parrallèle au trajet du nerf ; 2° la recherche du nerf ; 3° son isolement ; 4° son élongation.

Les trois premiers temps ont une parfaite analogie avec la manière dont on procède pour isoler une artère que l'on se propose de lier. Quant à l'élongation proprement dite on peut la pratiquer soit avec le doigt, soit avec une sonde cannelée, soit avec un crochet mousse.

Trombetta et Gillette pensent que, dans une élongation, il suffit de déployer une force égale au tiers de la force nécessaire pour amener la rupture du nerf. Mais cette donnée est basée plus sur le raisonnement que sur l'expérience.

Après la distension terminée, le nerf qui est devenu trop grand forme une anse au fond de la plaie. On réussit cependant à le remettre en place par des pressions douces. On désinfecte soigneusement la plaie, on draine et on suture après avoir lié les quelques vaisseaux qui peuvent encore donner. En observant les règles de l'antisepsie pendant, comme après l'opération, on sera sûr d'obtenir une cicatrice très molle qui ne pourra plus tard exercer aucune action nuisible sur le nerf opéré.

L'élongation peut être suivie de certains accidents. En 1885, sur 415 observations de nerfs divers, M. Lagrange a relevé 42 accidents graves ou mortels, accidents opératoires ou post-opératoires, sans compter les complications survenant éventuellement à la suite des traumatismes chirurgicaux. Ici, après l'élongation du sciatique, ce sont des attaques épileptiformes, de la paralysie, ou de l'hématomyélie, des escarres, des symptômes de myélite ou de sclérose. Là, après l'élongation des nerfs intercostaux, crâniens ou brachiaux, ce furent le coma, la paralysie définitive, l'exagération des douleurs. Ailleurs, ce furent des suppurations, des érysipèles et des troubles trophiques analogues à ceux de l'élongation pratiquée dans les laboratoires. Ailleurs, le nerf élongé se rompit, accident qui n'est grave que dans le cas de nerf à rôle moteur important.

Verneuil préférait à l'élongation une opération qu'il appelle neurotripsie et qui lui a réussi dans plusieurs cas de spasmes musculaires. Elle consiste à isoler le nerf, puis à le froisser entre les doigts et une sonde cannelée.

A l'élongation on peut substituer l'arrachement du bout central du nerf qui n'est qu'une élongation poussée à l'extrême. Mais ceci rentre plutôt dans l'étude des sections nerveuses.

L'élongation a été pratiquée pour la première fois par Nussbaum en 1878. Il fit l'élongation des nerfs intercostaux inférieurs à la partie toute antérieure de leur trajet. Il eut un succès qui ne fut que temporaire d'après Westphall.

Après lui, van Kleef de Venlo pratiqua l'élongation des 4e, 5e et 6e nerfs intercostaux chez une malade à laquelle il avait enlevé précédemment une tumeur du sein (fibrome) puis le sein lui-même. Il pratiqua l'élongation des nerfs à la partie moyenne de l'espace intercostal et obtint une guérison sinon complète, tout au moins satisfaisante.

Lesser fit une sorte d'opération mixte en 1883. Il réséqua deux nerfs et en élongea cinq. Il pratiqua également cette élongation après avoir découvert les nerfs à la partie moyenne de l'espace intercostal. Le résultat fut la disparition au moins temporaire de la douleur, mais la malade mourut sans que l'on ait pu savoir exactement ce qu'il en était advenu.

Kocher, en 1885, fit l'élongation du cinquième nerf intercostal chez une femme. Il y eut amélioration mais non disparition complète des douleurs.

En somme, dans tous ces cas il y eut amélioration en général, mais jamais guérison complète. Encore faut-il noter une récidive (Nussbaum) et l'histoire post-opératoire de la plupart des autres malades semble assez peu nette.

Sans vouloir mettre la résection beaucoup au-dessus de l'élongation, nous ferons néanmoins remarquer : que, théoriquement, elle semble moins exposer aux récidives, puisque dans l'élongation, le tronc du nerf persiste et sert vraisemblablement de tuteur aux fibres nerveuses régénérées ; que l'avantage théorique de l'élongation est la conservation du courant moteur, ce qui est de petite importance pour les nerfs intercostaux et que la résection du nerf n'est certainement pas plus grave que l'élongation, d'aucuns disent moindre.

Résection nerveuse. — La première section pour névralgie fut pratiquée en France. Maréchal, chirurgien du roi Louis XIV, divisa une branche du trijumeau pour une névralgie de la face.

En 1822, paraît la première observation détaillée sur ce sujet (Descot, dissertation sur les affections locales des nerfs). Il s'agit d'une névralgie d'origine traumatique guérie par la résection du nerf sciatique poplité externe ; l'opération fut proposée et pratiquée par Yvan, chirurgien des Invalides.

Depuis, de nombreuses névrotomies furent pratiquées pour névralgies. Velpeau, Delpech, Boyer, Bérard, en France ; John Warren, en Amérique ; Mayo, Cooper, Crampton, Palmer, en Angleterre ; Wiedmann et Schol, en Prusse.

De 1840 à 1850, il n'y a plus de névralgies traitées par les sections nerveuses. Les faits avaient été sans doute médiocrement favorables à cette méthode.

En 1852, la France donne à cette méthode une impulsion nouvelle aussitôt ressentie en Europe, avec les observations de Roux, Sédillot, Pontoire, Hergott.

Dès lors, la névrotomie pour névralgies se multiplie sur tous les points du globe et sa littérature devient considérable.

Le résultat de la simple névrotomie n'est souvent rien moins que certain, en raison de la réunion immédiate des deux bouts du nerf coupé ; aussi est-il préférable de lui substituer la névrectomie, c'est-à-dire l'excision ou la résection d'une portion plus ou moins considérable du tronc nerveux. Pour empêcher à coup sûr la réunion des deux moignons, on aura soin d'enlever chaque fois un segment de plusieurs centimètres de longueur.

Klein et d'autres chirurgiens ont proposé de faire suivre la névrectomie du broiement et de la cautérisation du tronçon nerveux central, dans le but de provoquer ainsi la dégénérescence étendue de cette extrémité.

D'une façon générale on peut dire que les suites de l'opération sont d'autant plus heureuses que l'on aura réséqué le nerf le plus près de son origine.

Une pratique très recommandable est celle de P. Vogt qui fait précéder toute névrectomie de la distension dans les deux sens du nerf à réséquer, c'est là un moyen, en effet, bien inoffensif de modifier en même temps la conductibilité et la nutrition du tronçon nerveux central.

La neurorhexie consiste à dénuder le nerf sur toute sa longueur; le saisir entre les mors d'une pince à forcipressure, exercer une traction vigoureuse, du centre vers la périphérie, jusqu'à ce que le nerf se rompe et que la partie située au-dessous de la rupture soit ramenée sous l'œil du chirurgien, puis exciser toute la partie disponible du nerf.

On a également proposé d'arracher le bout central du nerf sectionné.

La résection des nerfs intercostaux peut se faire en des points différents de l'espace intercostal.

Leprévost recommande de faire la névrectomie non pas dans la continuité du nerf, à cause du dangereux voisinage de la plèvre, mais à la partie antérieure de l'espace où elle est relativement aisée.

Il recommande de faire une incision parallèle au bord inférieur du thorax sur une étendue de trois travers de doigt au-dessus et au-dessous du neuvième cartilage costal toujours reconnaissable à une articulation mobile. Il parle ici des nerfs inférieurs.

Dans un deuxième temps on divise les fibres musculaires du grand droit et du grand oblique.

Dans un troisième temps on dénude avec précaution au moyen de la sonde cannelée la face interne du rebord cartilagineux à laquelle sont intimement accolés les nerfs intercostaux dont la direction est perpendiculaire. A un travers de doigt au-dessus du 9e cartilage, on trouve le 7e nerf intercostal; à un travers de doigt au-dessous on découvre le 8e. Le 9e nerf intercostal est moins fixe dans sa situation et plus difficile à découvrir.

Chalot recommande de les chercher à la partie moyenne de l'espace intercostal :

« Après avoir reconnu et marqué le bord inférieur « de la côte, faire sur ce bord une incision cutanée « horizontale de 5 à 6 centimètres. Diviser le muscle « grand dentelé, puis le muscle intercostal externe au « ras de la côte. Pendant qu'un aide écarte la lèvre « inférieure de l'incision, décoller doucement la plèvre « avec le bec de la sonde, au niveau de la partie infé-« rieure et interne de la côte. Avec un petit crochet « mousse, amener à soi le nerf intercostal qui repose « au bas de la gouttière costale. » S'il y a plusieurs nerfs malades, Chalot conseille de faire autant d'incisions cutanées distinctes et parallèles.

Nous préférons à ce procédé une seule incision oblique de haut en bas et de dedans en dehors, légèrement curviligne, quand on aura plusieurs nerfs à découvrir.

De plus nous préférons chercher les nerfs à la partie postérieure de l'espace, en dehors de la masse sacro-lombaire comme le conseille Lœbker. A ce niveau, en effet, le nerf est moins profondément situé dans la gouttière costale qu'à la partie moyenne où il se cache entièrement contre la face interne ou profonde de la côte, il est aussi un peu plus volumineux. De plus, les côtes ont moins de tendance à s'imbriquer les unes sur les autres qu'à la partie moyenne. Enfin, on se trouve plus près des centres nerveux, ce qui est conforme au principe des résections nerveuses et on pourra, si on le veut, poursuivre le nerf jusqu'au niveau de son trou de conjugaison.

Voici comment il nous semble préférable de procéder si on veut réséquer un nerf intercostal à la partie postérieure de l'espace intercostal.

On reconnaît le bord inférieur de la côte avec le doigt et en tendant les téguments on fait une incision de dix centimètres environ parallèle à la côte et suivant son bord inférieur. L'extrémité interne de cette incision est située à quatre ou cinq centimètres de la colonne vertébrale. On met des pinces sur les veines superficielles et on les récline. On divise d'emblée toutes les parties molles jusqu'au rebord osseux. L'aponévrose résistante, qui tapisse en dehors l'espace intercostal, apparaît dans le fond de la plaie dont la lèvre inférieure est écartée. Cette aponévrose est sectionnée à son tour au ras de la côte et, en même temps, on détache l'insertion supérieure du muscle intercostal externe. Avec un crochet mousse ou une rugine on attire alors le paquet vasculo-nerveux situé le long du bord inférieur de la côte. On peut isoler facilement le nerf ; on le libère sur une étendue de quelques centimètres et on résèque cette portion de deux coups de ciseaux.

Pour les nerfs intercostaux supérieurs, Warnots a été à leur recherche dans le creux de l'aisselle. On pourrait imiter sa conduite dans un cas analogue.

Le segment enlevé doit avoir au moins 3 centimètres. L'observation clinique appuyée sur l'expérimentation prouve qu'au-dessous de cette limite la reproduction du nerf a lieu et que la récidive de la maladie est alors très commune. Il n'y a d'ailleurs pas d'inconvénient à réséquer une portion plus grande, et pour plus de sécurité on peut en réséquer huit ou dix centimètres.

Nous n'avons trouvé au sujet des résections des nerfs intercostaux que les observations de Nicoladoni, Rzecakzek, Leprévost et Warnots. Nous y ajoutons celle que M. Sébileau a bien voulu nous permettre de publier dans cette thèse et celle que nous avons prise à Tours dans le service du Dr Courbon. Nous n'avons malheureusement pu nous procurer l'observation de Rzecakzek.

Parmi ces observations nous notons un décès, celui de Nicoladoni, mais nous ne croyons pas devoir l'attribuer à la nature de l'opération qui en elle-même est peu grave.

Parmi les autres cas nous notons une guérison complète persistant huit mois après l'opération (Warnots), trois améliorations notables et persistantes (Leprévost, Courbon, Sébileau).

Néanmoins, la résection des nerfs intercostaux doit, nous le croyons, rester un traitement d'exception. On ne devra y avoir recours qu'après avoir tenté tous les moyens médicaux et en avoir clairement reconnu l'impuissance. On ne devra autant que possible s'attaquer qu'aux névralgies bien limitées, unilatérales, survenues chez des sujets indemnes de tares nerveuses et extrêmement violentes depuis une longue date sans amélioration notable.

Des douleurs étendues à une large surface, mal limitées, associées à d'autres névralgies, survenues chez des sujets nerveux, devront faire hésiter davantage encore le chirurgien.

L'état moral du malade, qui vient demander d'être délivré à tout prix, menace parfois de se suicider si on ne le soulage pas, tombe dans la mélancolie et l'hypocondrie, devient souvent morphinomane, est, d'autre part, un élément important qui influe sur la décision à prendre.

OBSERVATIONS

OBSERVATION I

Névralgie intercostale durant depuis 20 ans. — Élongation des 8e, 9e et 10e nerfs intercostaux. — Guérison. — Récidive, d'après Westphall.

Nussbaum.

Il y a quelques mois, M. le conseiller de cour Lucht de Lunebourg en Hanovre m'écrivit que, depuis 20 ans, il souffrait d'une névralgie intercostale pour laquelle il avait essayé en vain tout ce que l'on peut imaginer, et comme le frère du malade est lui-même un médecin distingué, tout avait été employé de la façon la plus rationnelle.

Au commencement, les douleurs offraient quelques moments d'accalmie, mais bientôt elles ne cessèrent plus et depuis le mois de mai de cette année (1878) elles augmentèrent d'une façon continuelle, et le malade eut plusieurs crises par jour. Plus d'une attaque durait 2 à 3 heures et souvent toute la nuit.

De fortes injections de morphine ont seules pu avoir quelque utilité.

On ne put absolument trouver aucune cause; la pression et l'attouchement des parties douloureuses, pendant les crises, augmentaient la douleur, mais étaient incapables de la produire en dehors des crises.

La région épigastrique, entre l'appendice xyphoïde et l'ombilic, était le siège principal de la douleur. A droite et à gauche d'une ligne, allant du sternum à l'ombilic, et à une largeur de main de cette ligne, étaient les endroits les plus douloureux. En raison de l'intensité et de l'aggravation des douleurs, et aussi de l'incapacité de travail qui le menaçait, le malade me demanda le secours de la chirurgie et se soumit à l'essai vraiment douteux de l'élongation des nerfs, après que je lui eus démontré qu'il n'y avait guère de danger.

Sur les deux points les plus douloureux, à droite et à gauche de l'ombilic, étaient deux cicatrices de la largeur de la paume de la main. M. d'Esmarch avait mis là 2 moxas, mais ils n'avaient eu aucun effet sur la douleur.

C'étaient évidemment les branches terminales abdominales des 8e, 9e et 10e nerfs intercostaux qui étaient atteintes.

Le 4 novembre, le malade entra à ma maison de santé, et je préparai aussitôt pour l'opération les deux endroits en question. Je considérais qu'il était impossible de chercher les nerfs intercostaux malades du côté de la colonne vertébrale, et de les mettre à nu pour les élonger; je ne voulais donc m'adresser qu'à la paroi abdominale antérieure.

Le 6 novembre, le malade fut endormi au chloroforme, et je fis à une largeur de main du bord externe du muscle droit de l'abdomen gauche et parallèlement à ce bord, entre le sternum et l'ombilic, une incision longue de 8 centimètres et je séparai les couches de tissus, d'aponévroses et de muscles, les unes après les autres, en les écartant des deux côtés. J'étais déjà à proximité du péritoine, quand je vis, sortant des muscles et courant horizontalement et parallèlement, 3 nerfs intercostaux de l'épaisseur d'une aiguille à tricoter, dont chacun à cet endroit se divisait en 3 parties. Je mis de côté mon bistouri et pris chaque tronc nerveux séparément entre le pouce et l'index et tirai doucement, mais, petit à petit, plus fortement, dans les deux directions centrifuge et centripète.

Du côté droit, nous fîmes une incision analogue, mais nous ne pûmes d'abord réussir à mettre à nu les 3 mêmes troncs nerveux. Le plus élevé des 3 nerfs qui se trouva bientôt nettement devant moi, fut élongé aussi bien que du côté gauche; mais, quant aux 2 inférieurs, il fallut les tirer morceau par morceau des muscles et les tirailler de tous les côtés.

Par un mouvement nauséeux du malade déchirure, du péritoine, suture avec un catgut fin.

Quand nous eûmes fini d'élonger des deux côtés, nous refermâmes les plaies et fîmes des sutures profondes et superficielles et nous mîmes un pansement complet de Lister.

Le malade se réveilla très content, et le traitement postérieur fut très simple; le thermomètre n'indiqua aucune élévation de température.

A notre grand plaisir, les accès de névralgie cessèrent. Déjà pendant la première nuit nous pouvions avoir de l'espoir, car c'était principalement la nuit que les douleurs étaient violentes et cette nuit, qui suivait l'opération, se passait déjà sans douleurs.

Les pansements furent faits presque quotidiennement pendant 15 jours. Les sutures superficielles furent enlevées le 5e jour et les sutures profondes le 12e jour. Après 20 jours les plaies étaient presque complètement guéries. Le 25e jour après l'opération, le malade s'en alla, très content d'être délivré de ses grandes douleurs, avec un bandage abdominal élastique que je le priai de porter encore pendant 4 semaines pour plus de sécurité.

Dans le cas que nous venons de citer, cette nouvelle opération a combattu une affection rebelle à tous les autres moyens de traitement, et qui augmentait continuellement.

Des lettres et des télégrammes de M. le conseiller Lucht me confirment que, encore maintenant, même après la reprise de ses travaux antérieurs dans sa patrie, les accès douloureux ont complètement disparu.

OBSERVATION II

Élongation des 4e, 5e et 6e nerfs intercostaux. — Guérison.

Par Van Kleef de Venlo.

Adélaïde M... actuellement âgée de 35 ans, née à Venhuiren

dans la province de « Noodholland », vint en novembre 1877 à une consultation.

Les antécédents étaient les suivants : Étant enfant, elle eut à souffrir d'un léger degré de rachitisme ; elle fut vaccinée, eut la rougeole et la scarlatine. De 14 à 17 ans elle était très faible, toussait avec persistance et était chlorotique. Les règles apparurent à 18 ans, coïncidèrent avec une amélioration notable de la santé et une augmentation des forces. En 1856, elle eut la fièvre typhoïde et en guérit sans avoir de complications. A l'âge de 28 ans elle se maria et eut huit enfants. Sept seulement vinrent vivants ; le troisième mourut pendant l'accouchement qui dut être fait au forceps et se compliqua de rétention placentaire et de fièvre puerpérale. Elle resta de ce fait deux à trois mois au lit. Jusqu'au 22 septembre 1875 elle resta en bonne santé. Mais ce jour-là son mari revint entièrement ivre à la maison et lui porta un coup si violent au côté droit de la poitrine, qu'elle tomba évanouie du fait de la douleur. Il en résulta une ecchymose considérable qui fut longtemps très douloureuse et disparut lentement. Néanmoins la patiente guérit complètement. Six mois après cet événement, apparut au point où elle avait reçu le coup une tumeur grosse comme un pois qui était douloureuse spontanémemt et plus encore à la pression. En novembre 1877, le Dr Goosens, son médecin, me l'amena en consultation pour décider de l'opportunité de l'ablation de la tumeur.

Voici ce que je constatai alors :

La malade est de petite taille, mais bien proportionnée. L'examen de la poitrine et de l'abdomen ne dénote rien d'anormal. L'appétit, la digestion et les selles sont réguliers. La menstruation est un peu profuse. L'examen bi-manuel de l'utérus dénote son volume, sa direction et sa situation comme normaux. Les seins sont flasques, un peu atrophiés. Elle n'a jamais eu d'abcès de ces glandes.

Elle se plaint jour et nuit de violentes douleurs spontanées dans le sein droit. Dans l'épaisseur de cet organe on trouve une tumeur de consistance moyennement dure, arrondie, grosse comme un œuf de pigeon, bien limitée. La tumeur est mobile sur les plans profonds, recouverte de peau saine et très sensible à la pression. La palpation de l'aisselle ne révèle pas la présence de ganglions engorgés.

La nature de cette tumeur n'était pas facile à diagnostiquer. On pourrait penser à un carcinome ou à un sarcome.

Quoi qu'il en soit, l'ablation de la tumeur était indiquée et la malade accepta cette intervention à cause de la violence de ces douleurs.

La tumeur fut enlevée le 23 novembre 1877 avec l'assistance du Dr Goossens. L'examen microscopique de la tumeur montra que c'était un fibrome.

Pendant la cicatrisation de la plaie opératoire, la malade recommença à souffrir. Pendant six mois les douleurs se manifestèrent seulement au niveau de la cicatrice et restèrent supportables. Mais dans la suite, elles irradièrent de la cicatrice vers le mamelon et devinrent plus violentes. Elles étaient localisées à la partie supérieure du sein, duraient jour et nuit, mais étaient surtout insupportables la nuit.

Pendant plusieurs mois on essaya un grand nombre de moyens médicaux, pour combattre ces douleurs. L'arsenic, le bromure de potassium, les divers narcotiques, les injections sous-cutanées de morphine, d'atropine, le chloroforme, les vésicatoires, les courants électriques, tout cela n'apporta pas la moindre amélioration ; au contraire, la douleur devenait de plus en plus intense et s'étendait à la plus grande partie du tissu glandulaire.

Il était dès lors évident que la maladie ne faisait qu'empirer sans que nous ayions aucun moyen d'y mettre terme. La malade demandait à être soulagée à tout prix, souhaitait d'être débarrassée de sa glande douloureuse et était prête à subir une intervention opératoire.

Je songeai d'abord à pratiquer l'amputation du sein, mais je craignais de faire une telle mutilation sans nécessité. Je formai alors le projet de détacher la mamelle presque atrophiée de sa base dans l'espérance de sectionner en même temps les extrémités des nerfs intercostaux et de faire ainsi une sorte de névrotomie.

Je fis cette opération sous le chloroforme, le 3 janvier 1879, et la fis suivre d'une compression de la région. Quatre jours plus tard, il s'était formé un hématome que l'on dut inciser et vider à cause de sa trop grande tension. Puis le sein perdit toute réaction sans que les douleurs diminuassent. Les choses allèrent ainsi pendant quelques semaines, puis sur la demande de la malade on se décida à pratiquer l'amputation de l'organe.

Cette opération fut pratiquée le 19 janvier 1879. Le résultat fut la disparition immédiate des douleurs. Mais la joie de la malade ne fut pas de longue durée. Deux semaines après elle se plaignit de nouveau de douleurs à la partie inférieure de la cicatrice et l'on sentait à ce niveau un petit épaississement.

La partie douloureuse fut également enlevée le 15 février 1879 et depuis ce temps la cicatrice ne fut plus le siège d'aucune douleur.

Au bout de deux mois, c'est-à-dire en avril, la malade revint me trouver se plaignant de nouveau de douleurs non plus au niveau de la cicatrice mais plus en arrière.

Je constatai de la douleur à la pression, sur le trajet des 4ᵉ, 5ᵉ et 6ᵉ nerfs intercostaux. Le maximum de la douleur était à la partie supérieure de la ligne axillaire. Un traitement fut institué : courants continus, pointes de feu, emplâtres mercuriels, narcotiques, etc.

Deux mois passèrent au bout desquels les douleurs étaient devenues si violentes qu'il en résultait une insomnie complète. Ces douleurs s'irradiaient avec une violence insupportable sur toute la partie supérieure de la moitié droite de la poitrine jusqu'à la ligne médiane.

Les 4ᵉ, 5ᵉ et 6ᵉ nerfs intercostaux étaient sensibles à la pression dans tout leur trajet depuis le bord du grand dorsal jusqu'aux articulations costo-sternales.

La vie devenait impossible pour la malade. La seule espérance de guérison qu'il pût y avoir me parut être dans l'élongation des nerfs.

Cette opération fut pratiquée le 23 juillet 1879.

Le champ opératoire fut dès le jour précédent savonné et lavé à l'alcool ; les poils de l'aisselle furent rasés. La malade fut endormie profondément au chloroforme. Les mains de l'opérateur et des assistants ainsi que le champ opératoire furent désinfectés à l'aide d'une solution phéniquée à 5 pour 100.

Une incision fut faite le long du muscle grand dorsal. Elle allait du bord supérieur de la 4e côte droite au bord supérieur de la 7e intéressant la peau et le tissu cellulaire sous-cutané. Dans l'étendue de l'incision, le muscle grand dentelé fut divisé. Puis on détacha de chaque côté les couches musculaires, de manière à découvrir les côtes sur une largeur de 5 centimètres environ. Après une hémostase soignée nous arrivâmes à la partie la plus difficile de l'opération.

Avec beaucoup de prudence et en pénétrant lentement dans la profondeur, j'incisai sur la sonde cannelée les muscles intercostaux le long du bord inférieur de la 6e côte d'abord, jusqu'à ce que la plèvre costale fût mise à découvert dans une étendue de 3 à 4 centimètres.

Cette découverte ne fut pas facile, car la plèvre était profondément située dans la cavité thoracique et les côtes se touchaient presque les unes les autres. On dut les écarter avec les doigts en employant une certaine force pour tendre la plèvre et rendre possible la découverte du nerf que l'on attira avec un crochet mousse. A travers le feuillet pleural tendu on put alors apercevoir la surface pigmentée du poumon et suivre les mouvements d'incursion respiratoire de l'organe. A ce moment la plus petite faute opératoire était suffisante pour blesser la plèvre et occasionner un pneumothorax qui eût mis en grand danger la malade profondément endormie.

Après que le crochet mousse eut été passé sous le nerf et que celui-ci eut été attiré au dehors, je le saisis avec les doigts et je fis une traction si forte dans le sens centripète et centrifuge qu'un léger craquement vint m'avertir qu'un nouvel effort était superflu. Puis le nerf fut replacé dans sa loge intercostale et l'on fit cinq sutures profondes, un plus grand nombre de sutures superficielles avec tous les soins antiseptiques.

L'élongation des 5ᵉ et 4ᵉ nerfs fut pratiquée de la même manière sans incidents. Puis la plaie fut lavée avec une solution phéniquée à 2,5 pour 100 et fut refermée en laissant toutefois un drain dans la profondeur. Le pansement fut fait avec de la gaze de Lister et du coton salicylé. Par-dessus le tout on plaça une large feuille de gutta-percha désinfectée et un bandage de corps exerçant une compression modérée.

Une fois réveillée, la malade se sentit assez bien. Elle eut un seul vomissement. Elle ressentait seulement quand elle reposait sur le dos quelques douleurs insignifiantes au niveau de la plaie, et les mouvements du bras droit augmentaient leur intensité. Des précédentes douleurs siégeant sur le trajet des nerfs il ne restait plus trace.

La plaie guérit par première intention. Les sutures superficielles furent enlevées le troisième jour, les profondes le cinquième ainsi que le drain. Le pansement n'eut besoin d'être changé que quatre fois. La courbe de la température et du pouls ne présentèrent rien à signaler. La température ne monta jamais au-dessus de 38°, et le pouls resta constamment entre 70 et 80 pulsations par minute. Au moment de sa sortie, le 3 août 1879, la malade était entièrement guérie et ne ressentait plus de douleurs, sauf toutefois une sensibilité légère au niveau de la cicatrice et une limitation des mouvements du bras et de l'omoplate. Cette limitation des mouvements était certainement due à la cicatrisation incomplète des muscles sectionnés.

Je dois signaler encore un dernier petit incident. Au milieu d'octobre, la malade vint me trouver avec une grosseur du volume d'un grain de chènevis et très sensible, au niveau de la cicatrice d'amputation du sein. Elle était sensible spontanément et à la pression. Elle adhérait fortement à la cicatrice qui était rouge et tuméfiée. C'était vraisemblablement un petit névrome. J'essayai de la traiter par l'électrolyse (la cathode au niveau de la tumeur, l'anode au niveau du sternum). Au bout de trois courtes applications qui se suivirent, elle n'était plus douloureuse. Elle disparut entièrement dans la suite. La malade est restée guérie jusqu'à ce jour. Seules, quelques douleurs passagères et mal limités lui rappellent de temps à autre ses violentes douleurs d'autrefois.

OBSERVATION III

Élongation et excision des quatre derniers nerfs intercostaux droits pour une névralgie datant d'un grand nombre d'années. — Cas suivi de mort.

Par le Pr Nicoladoni.

M. Frantz, capitaine de cavalerie, âgé de 51 ans, souffrait depuis la campagne de 1859 de gastrite et d'entérite. Il fut guéri d'une manière durable après une cure faite à Karlsbad en 1864. Après la campagne de 1866 il tomba malade de la fièvre typhoïde. Au commencement de l'automne de 1879, survinrent tout à coup de violentes douleurs durant de 20 à 30 minutes, localisées à l'hypocondre droit. Leur point de départ se trouvait en arrière près de la colonne vertébrale. Ces douleurs paroxystiques ne présentaient aucun autre caractère particulier. Elles surprirent le patient, d'abord le jour, puis la nuit. Elles devinrent déchirantes et térébrantes. Partant des 3 dernières vertèbres dorsales, elles suivaient la courbure des côtes droites et les troncs des nerfs correspondants pour gagner enfin l'épigastre et l'abdomen.

A partir de ce moment, le patient indiquait comme particulièrement douloureuse la région avoisinant les 3 dernières vertèbres dorsales, à droite de la ligne médiane. On pouvait également réveiller de vives douleurs en appuyant le doigt au niveau des apophyses épineuses des 10-11 et 12e vertèbres dorsales st aussi dans les espaces intercostaux droits correspondants.

L'intensité de la douleur variait pendant la durée d'un paroxysme. En général survenaient d'abord des douleurs perçantes dans le dos. Ces douleurs arrivaient à un tel degré d'intensité que le malade avait la sensation d'être torturé par un animal qui lui aurait enfoncé ses griffes acérées sous les côtes pour essayer de les détacher de leurs articulations. Puis les douleurs diminuaient graduellement pour disparaître pendant des intervalles variables.

Après un traitement au bromure de potassium pris à doses massives, il se produisit une amélioration notable, mais cela ne dura pas longtemps.

En septembre 1880, le malade fut pris tout à coup, le matin en s'habillant, d'une crise douloureuse extrêmement violente. De fréquentes crises douloureuses lui succédèrent bientôt d'une manière continuelle.

Le bromure de potassium resta alors absolument impuissant. Les paroxysmes survinrent de plus en plus violents et fréquents. Ils devinrent si douloureux que le buste du patient se courbait involontairement en avant et à droite et qu'il fut surpris une fois par un attaque qui ne lui permit de gagner son lit qu'en rampant sur les quatre membres.

La durée des périodes de calme devint de plus en plus courte; le repos de la nuit fut de plus en plus troublé et devint même impossible.

Tous les moyens thérapeutiques qui furent tentés restèrent infructueux.

Les révulsifs, les narcotiques, les courants électriques n'eurent aucun résultat. La quinine, l'arsenic, la valériane, l'iodure de potassium, que l'on donna à l'intérieur, ne furent pas plus heureux. Pour obtenir quelque repos la nuit, on tenta d'employer les injections de morphine, mais le malade les supportait mal et avait, à la suite des piqûres, des vertiges, des vomissements douloureux qui ne lui permettaient de garder aucune nourriture. La violence des douleurs contraignait toutefois d'avoir recours à ce dernier moyen et, dans l'été de 1881, on arriva à lui faire de 8 à 12 piqûres de morphine par jour.

Le patient en vint à dépérir de plus en plus ; les crises duraient des heures entières et il ne supportait plus aucune nourriture. L'estomac ne gardait plus que du café glacé et des glaces.

Cet homme naguère si robuste devint bientôt épuisé et parut beaucoup plus vieux que son âge, grâce à la morphine et à l'inanition.

Après un essai infructueux de traitement par les eaux thernales de Baden, près de Vienne, le malade se décida à courir les chances d'une intervention chirurgicale qui devait être la résection des nerfs malades.

Au sujet de cette intervention, existait la publication de Nussbaum, faite en 1878. Le succès de son intervention méritait de prendre en considération la possibilité d'une intervention chez un malade qui se trouvait enfermé dans un dilemne fatal : ou bien, c'étaient de fortes doses de morphine, qui rendaient toute alimentation impossible, ou bien des douleurs terribles et des insomnies complètes. Il n'était pas douteux que son organisme épuisé allait succomber.

Je formai le projet de rechercher les nerfs intercostaux et de les élonger d'une manière analogue à celle de Nussbaum. Je fis des essais sur le cadavre. Puis je me décidai à réséquer des portions de nerf de longueur suffisante, non pas en avant mais en arrière, le plus près possible de la ligne médiane et du point de départ des douleurs.

Pour cette intervention deux méthodes différentes se présentaient à moi. Ou bien faire quatre longues incisions parallèles, le long des 8e, 9e, 10e et 11 côtes ; ou bien une seule incision traversant obliquement les côtes en question et se dirigeant de haut en bas et de dehors en dedans.

Je ne me suis pas arrêté à la première intervention qui laisse un champ opératoire tout à fait disgracieux. Les quatre longues incisions étaient trop près les unes des autres et sectionnaient en travers les muscles du dos. L'aspect en était malpropre et non chirurgical.

Je me décidai à faire une seule incision et voici le procédé qui me sembla le plus commode.

On s'assure d'abord que l'extrémité de la 12e côte qui souvent est courte et entourée de muscles épais peut être beaucoup plus facilement accessible au doigt explorateur si l'on place le corps en décubitus latéral, et si l'on glisse au-dessous de lui un volumineux coussin enroulé qui rend bien saillant le côté à opérer.

L'extrémité de la dernière côte et la limite la plus postérieure de l'aisselle déterminent la ligne suivant laquelle l'incision cutanée doit être tracée. Elle commence en un point situé à égale distance de la crête iliaque et de la 12e côte, monte de ce point en décrivant une courbe légèrement convexe en avant jusque vers la 7e côte. Cette incision recourbée est plus commode que l'incision rectiligne parce qu'elle offre un champ libre plus considérable et présente à l'opérateur une plus large portion des espaces intercostaux.

Le 2e temps consiste à diviser les fibres du grand dorsal parallèlement à leur direction jusqu'à ce qu'on arrive sur les côtes. Un avantage de cette incision est que les dernières côtes peuvent être découvertes dans une large étendue.

Par-dessus les nerfs intercostaux se trouvent les muscles intercostaux. Dans le 11e espace on cherche le nerf assez loin en avant, au delà de l'extrémité antérieure de la 12e côte. Cette côte est recouverte par les faisceaux d'origine du muscle grand oblique. On doit les séparer un peu pour voir le dernier nerf intercostal qui est volumineux.

L'avant-dernier nerf est recherché immédiatement au-dessus du 1er nerf trouvé et on arrive à son tronc après avoir divisé transversalement le muscle intercostal externe. Ces deux incisions passent au milieu de l'espace compris entre les deux côtes. Au-dessous des 9e et 8e côtes on doit se tenir plus près du bord inférieur de la côte. Environ à 2 ou 3 millimètres de ce bord, on doit séparer le muscle intercostal externe, puis l'interne et arriver dans la profondeur un peu en haut sous la côte pour trouver le rameau latéral intercostal. L'artère intercostale ne sera pas rencontrée, elle court au-dessus du nerf qui peut en être isolé sans difficulté.

Dès que le nerf correspondant est découvert et attiré en dehors, il est saisi dans un crochet mousse et on le tend. Sa partie centrale soulève ainsi les faisceaux non encore séparés des intercostaux internes et externes et ce procédé facilite leur séparation de l'aponévrose endothoracique et de la plèvre costale. Dans les 11e et 12e espaces intercostaux, on charge de la même manière le tronc du nerf intercostal ; dans les 8e et 9e espaces, on saisit d'abord le rameau latéral, puis en l'attirant à soi et en libérant plus ou moins, on arrive sur le rameau antérieur.

Par le procédé que nous indiquons ici, il est facile de mettre à nu, sans lésions de la plèvre, un bout de 7 à 8 centimètres du nerf intercostal, bout assez long pour pouvoir subir une forte élongation.

Je fis cette élongation et finalement la résection des quatre derniers nerfs intercostaux droits à mon malade, le 1er octobre 1881, sous une anesthésie chloroformique poussée à fond. Une respiration tranquille et régulière est une nécessité indispensable dans une opération pratiquée dans le voisinage immédiat de la plèvre, car l'aponévrose endothoracique n'assure qu'une faible sécurité. Elle était si mince chez mon malade que l'on pouvait voir, une fois la résection des nerfs finie, la surface fortement pigmentée du poumon avec la plus grande netteté à travers la plèvre transparente.

J'ai d'abord élongé avec force les nerfs après les avoir libérés et je les ai disjoints par une forte traction exercée en droite ligne sur la partie centrale, si bien que les tronçons nerveux se rétractèrent très loin derrière les muscles intercostaux internes.

Après cela, iodoformisation de la plaie, sutures à plat, gaze iodoformée, pansement de Lister, bandage de corps.

La durée de l'opération, y compris l'anesthésie, fut d'une heure et quart.

Les suites opératoires furent extrêmement défavorables. Déjà le soir même le pouls augmentait de fréquence. Les forces du malade qui était déjà très bas diminuèrent d'heure en heure. Les douleurs devinrent atroces et les piqûres de morphine fortes et répétées n'apportèrent aucun soulagement à ces tortures. Le patient tomba dans le collapsus et mourut le 3 octobre au matin.

Mon ami le Dr Wölfler eut l'obligeance de me prêter son assistance pour cette opération et il fit l'autopsie le jour suivant.

Il trouva tout en ordre dans la plaie. Aucune altération pouvant expliquer la névralgie n'existait sur la plèvre, dans la cavité pleurale, au niveau de la colonne vertébrale et dans son voisinage, au poumon, au cœur, et dans les gros vaisseaux.

Les ganglions rachidiens et toute la moelle furent enlevés. Le Dr Weiss, privat docent, eut l'amabilité d'examiner sérieusement les glangions et les nerfs intercostaux, il n'y trouva aucune lésion visible.

Ce cas doit être considéré, à mon avis, comme une névralgie intercostale nette. La douleur, les nuits passées sans sommeil, la morphine et l'inanition avaient amené dans l'espace d'un an et demi, cet homme, auparavant si robuste et bien portant, à une telle déchéance, qu'il semblait un vieillard et était d'une maigreur squelettique.

Je crois aussi que l'issue fatale qui se produisit à la suite de l'opération tient à la fois au morphinisme et au trop grand affaiblissement de l'organisme.

OBSERVATION IV

Névralgie intercostale. — Élongation de sept nerfs intercostaux. — Résection de deux d'entre eux. — Disparition des douleurs vives.

V. Lesser.

La femme M..., sage-femme à D..., vint me trouver vers la fin d'octobre 1883 pour me demander aide et conseil au sujet de violentes douleurs qu'elle ressentait. Le visage de cette femme de 61 ans était défiguré par la douleur, le regard paraissait épuisé, farouche et hagard. Dans mon cabinet de consultation, elle se laissa tomber sur une chaise et en faisant une longue expiration angoissante, elle se mit à se serrer convulsivement avec les mains les deux côtés de la poitrine, puis la région des hypocondres, enfin elle se mit à froisser violemment ses seins et ses mamelons entre ses doigts.

La malade avait eu ses premières règles à 21 ans. Puis elles avaient cessé pendant 15 mois pour venir toujours en petite quantité après leur retour. La malade se maria à 28 ans et eut 8 enfants dans les quatorze années qui suivirent son mariage. Au bout de sa quatorzième année de mariage, elle vit les règles s'arrêter et depuis sa quarante-deuxième année (après la dissolution de son mariage) les règles ne revinrent pas une seule fois.

Il y a plus de 7 ans, une sensation de compression apparut dans le côté droit du thorax, puis également à gauche, avec des douleurs lancinantes sur le trajet des nerfs intercostaux. Les douleurs envahirent également la glande mammaire et se localisèrent de préférence au niveau du mamelon. Les douleurs étaient plus accentuées à droite. Il s'y joignit encore une douleur localisée au bord interne de l'omoplate droit entre les apopyhses transverses et l'angle des côtes.

La malade présente une ossature solide, elle est d'une maigreur très grande. Les téguments sont secs, couleur de cendre, flétris et flasques. Au-dessous du rebord des côtes droites, se trouve un lipome sous-cutané de consistance molle, gros comme une prune, bien isolé, insensible à la pression et n'étant le point de départ d'aucune douleur spontanée. La région de l'estomac comme du reste tout l'abdomen n'est pas douloureuse. L'examen n'y révèle la présence d'aucune tumeur ou induration. L'appétit a disparu. Le foie paraît petit. La constipation est opiniâtre. L'examen du rectum, du vagin et de l'utérus ne présente rien d'anormal.

La pression des apophyses épineuses de la colonne vertébrale n'est pas douloureuse, pas plus que celle des apophyses transverses et la compression longitudinale de la colonne vertébrale. Il existe une cypho-scoliose convexe à droite au niveau de la partie supérieure du dos, mais seulement à un léger degré. Parmi les mouvements de la colonne vertébrale la flexion latérale et surtout la flexion latérale droite est seule douloureuse. L'état des seins mérite d'être signalé. Tous les deux sont fortement atrophiés, le droit est à peine appréciable, le gauche est de la grosseur d'une petite poire aplatie. Par la pression on fait sourdre par les deux mamelons un liquide analogue au lait qui s'écoule goutte à goutte. Les gouttes qui s'écoulent du sein droit sont en plus grand nombre. Au microscope on trouve aussi bien dans celles de ces gouttes qui sont formées d'un liquide crémeux que dans celles qui sont formées d'un liquide aqueux, une grande quantité de petites et grosses gouttelettes de graisse et parmi elles de rares cellules rondes volumineuses chargées de gouttelettes de graisse.

La palpation des espaces intercostaux nous donne les points caractéristiques de la névralgie intercostale. La pression est douloureuse en arrière (point vertébral) à la partie moyenne (point latéral) et à la partie antérieure (point sternal) dans le territoire des nerfs intercostaux du quatrième au dixième. Pour les nerfs inférieurs les points douloureux antérieurs se trouvent au niveau de l'épigastre, au niveau des muscles de l'abdomen. Il n'existe pas d'hyperesthésie sur la plus petite partie de la peau du thorax.

Les crises névralgiques sont d'une grande intensité, et reviennent fréquemment. Elles sont surtout violentes le soir. Elles commencent quand la malade se met au lit et durent jusque vers trois heures du matin. Depuis sept ans la malade n'a jamais pu dormir une nuit entière de suite. Toujours les crises sont venues troubler son sommeil.

La patiente souhaite vivement d'être opérée. Elle propose elle-même les opérations les plus extravagantes, telles que l'ablation des deux seins, l'excision du foie, etc.

Le diagnostic présentait une certaine difficulté au point de vue de l'étiologie de l'affection. Après examen des fonctions motrices et sensitives des membres on pouvait songer à une affection médullaire, mais l'examen des réflexes et l'exploration de la sensibilité dénota que tout était normal de ce côté. Le Pr Strümpell, qui voulut bien examiner la malade, confirma cet examen. Restait la possibilité d'une affection de la colonne vertébrale (carcinome, tuberculose osseuse, arthrite déformante du corps des vertèbres) ou bien encore d'une dilatation des plexus veineux du canal vertébral. L'absence de tout point douloureux stationnaire combattait l'hypothèse de carcinome ou d'ostéite et la dernière supposition me semblait tout à fait possible. Mais quel que fût le cas il ne fallait pas attendre un succès éclatant et durable d'une intervention chirurgicale, à cause de la non-limitation des douleurs profondes et à cause de la bilatéralité de l'affection. Mais la patiente implorait une opération. Celle-ci fut décidée en principe, mais je ne voulus y avoir recours qu'après avoir constaté par moi-même l'insuffisance du traitement médical (solution d'iodure de potassium, valériane et asa fœtida, injections de morphine, teinture d'iode, vésicatoires, etc.).

Mais la névralgie des nerfs intercostaux (du quatrième au dixième) ne fit qu'augmenter de violence. L'élongation de ces nerfs du côté droit fut alors décidée.

La malade étant couchée sur le côté gauche pendant l'anesthésie chloroformique, je traçai une incision cutanée étendue du bord supérieur de la troisième côte au bord inférieur de la onzième. Elle commençait en haut au niveau de la ligne axillaire et de là se dirigeait en arrière et en bas. Je divisais les digitations du grand dentelé jusqu'au niveau des espaces intercostaux. Sept de ces espaces, du quatrième au dixième, furent mis à découvert et je commençai la recherche des nerfs en commençant par le dixième. Un fil fut placé sous chaque nerf, sans être noué, au fur et à mesure de la découverte de ces nerfs. Après avoir mis à découvert le septième nerf sans que la plèvre eût été blessée en aucun point malgré sa minceur extrême, j'élongeai fortement chaque nerf l'un après l'autre dans le sens périphérique et central. En faisant cela je déchirai le sixième et le dixième nerfs intercostal et j'en enlevai un bout de six centimètres pour le sixième, un bout de douze centimètres pour le dixième. Les nerfs élongés présentaient une rougeur légère assez peu appréciable à l'examen macroscopique. A travers une contre-ouverture faite à la peau derrière l'incision, je plaçai un drain profond dans la partie inférieure de la plaie et j'en mis un deuxième à la partie supérieure. Puis je refermai le tout avec des points de sutures.

Trois jours après l'opération la malade n'avait pas eu de fièvre. Puis elle eut pendant cinq jours une élévation vespérale de la température qui ne dépassa pas 38°,6, sous l'influence d'une congestion pulmonaire. Cinq jours après l'opération, les drains et les points de sutures furent enlevés et toute la plaie guérit par première intention. Le sixième jour on leva la malade de son lit et on la mit sur un fauteuil. Elle dormit tranquillement et profondément pendant les nuits. De temps en temps seulement elle se plaignait de légères douleurs dans le côté droit et d'une sensation de compression dans le territoire des nerfs intercostaux droits inférieurs. Il ne se manifesta pas de véritable crise et les douleurs du mamelon avaient entièrement disparu. Le onzième jour la malade retourna chez elle avec une plaie entièrement cicatrisée. D'après les dernières nouvelles qui me sont parvenues, la malade est morte le 15 juin de cette année (1884). Je n'ai pu savoir si les douleurs étaient revenues avec leur ancienne intensité.

OBSERVATION V

Élongation du 5e nerf intercostal gauche pour névralgie intercostale.

Par le Pr Kocher (*Thèse* de Clarinda Boddy).

Mme J. C..., âgée de 43 ans, est une femme jouissant d'une bonne santé habituelle. Vers le milieu de février 1885 elle ressentit dans le cinquième espace intercostal une douleur qui augmenta graduellement d'intensité, gagna le bras gauche et envahit tout le côté gauche du thorax vers la fin de juin (14 jours avant son entrée à l'hôpital).

Le 10 juillet 1885, elle entra à l'hôpital.

A ce moment elle portait son bras gauche en écharpe tant les mouvements les plus légers lui occasionnaient de douleur. Cette souffrance diminuait quand son bras droit était fixé.

Les douleurs commençaient chaque jour de une à quatre heures du matin, atteignaient leur maximum dans la matinée, cessaient vers six heures du soir et ne reparaissaient généralement pas dans la soirée.

Les crises douloureuses étaient précédées de sensation de constriction à la gorge, puis la malade éprouvait comme un déchirement de la peau de la poitrine et des tissus sous-jacents; quelquefois elle éprouvait l'impression d'une vis qu'on aurait enfoncée dans ses côtes. Le sommeil était agité, troublé de cauchemars et en s'éveillant elle ne savait où elle se trouvait.

Opération d'élongation du nerf le 11 juillet 1885.

Résultat : guérison.

On revoit la malade en novembre 1886. Le mieux continue. Toutefois les douleurs se réveillent par l'humidité.

OBSERVATION VI

Résection partielle des 7e et 8e nerfs intercostaux et du bord inférieur du thorax. — Guérison.

LEPRÉVOST.

La malade est une jeune fille chloro-anémique atteinte depuis quatre années d'une névralgie très douloureuse des septième et huitième nerfs intercostaux gauches. Je me décide à tenter la névrotomie des branches nerveuses affectées.

Je résèque la plus grande partie du rebord cartilagineux du

thorax au niveau duquel les douleurs présentaient leur maximum d'intensité et qui asymétriquement renflé et saillant était suspect de chondrite. Je mis à découvert l'extrémité antérieure des septième et huitième nerfs intercostaux que j'ai ensuite réséquée sur une étendue de 7 à 8 centimètres environ.

La plaie guérit sans incidents; les douleurs s'atténuèrent et la malade quitta l'hôpital 15 jours après.

Six semaines après, le résultat s'était maintenu.

OBSERVATION VII

Névralgie intercostale rebelle. — Elongation et résection des 2e et 3e nerfs intercostaux. — Guérison.

WARNOTS.

Agnès H..., âgée de 19 ans, repasseuse, souffre depuis deux ans de violentes douleurs dans le sein gauche, dit-elle, et dans le bras correspondant.

L'examen nous fait découvrir une tumeur dure (fibro-adénome) localisée dans le sein que j'enlève en conservant autant que possible toute une partie de la glande ainsi que le mamelon.

La jeune fille revient quelque temps après et se plaint de ce que les douleurs ont changé de place et sont encore plus violentes qu'avant. L'examen de la cicatrice ne montre rien d'anormal; mais en localisant bien les points douloureux, j'en trouve deux à chaque point d'émergence des deuxième et troisième nerfs intercostaux et un troisième à la face interne du bras. Je parviens à obtenir des renseignements plus complets sur la marche de l'affection et soupçonnant une irritation de ces nerfs, je conseille à la jeune fille de rester en observation quelque temps dans les salles. Au bout de quinze jours j'acquiers la conviction que c'est bien sur le trajet de ces deux nerfs qu'existe la douleur.

Dans l'entre-temps est apparue sur la peau du sein gauche

au dedans de la cicatrice une plaque dure couleur de cuivre sans exfoliation, grande comme une pièce de deux francs.

Une opération est proposée à la malade qui accepte. Elle est pratiquée de la manière suivante : je fais une incision dans le creux axillaire, comme pour la ligature de l'artère et vais à la recherche des deux nerfs, que je ne tarde pas à découvrir sur tout leur trajet, grâce à une longue pratique de la dissection de cette région. Je fais l'élongation de chacun de ces nerfs à l'aide d'une pince en caoutchouc puis je résèque de chaque nerf un demi-centimètre de long le plus près possible du thorax.

Je passe ensuite à la recherche de la branche anastomotique du deuxième intercostal avec le cutané accessoire que je supposais devoir exister, vu l'irradiation des douleurs névralgiques dans le bras. Je la rencontre assez facilement et en fais la résection. La plaie est ensuite suturée. Pansement ordinaire.

Résultat : Guérison par première intention de la plaie et disparition absolue de toute douleur ; cet état persiste encore huit mois après l'opération.

OBSERVATION VIII (Inédite)

Névralgie du 9e nerf intercostal. — Résection de ce nerf. Amélioration notable.

COURBON.

Victorine C..., domestique, âgée de 40 ans, entre le 12 janvier 1893 à l'hôpital de Tours, salle 15, lit n° 3, dans le service de M. le Dr Courbon, chirurgien de l'hôpital, professeur à l'École.

La malade est rhumatisante. Elle eut vers l'âge de 20 ans une première attaque de rhumatisme aigu. Cette attaque dura plusieurs semaines et la convalescence en fut longue. Vers l'âge de 30 ans, la malade eut une pneumonie qui siégea, paraît-il, à gauche.

Voilà 6 ans, elle eut un lumbago très douloureux qui la tint plusieurs jours au lit. Depuis, elle eut de temps à autre des douleurs dans les reins qui revenaient par les temps humides et quand elle faisait des travaux fatigants.

Il y a environ deux ans et demi, la malade revenant de laver du linge à la Loire fut surprise par une forte pluie. Elle eut froid. De plus, en rentrant chez elle, elle fit une chute dans son escalier et le côté gauche du thorax porta violemment sur une marche.

Cette chute fut douloureuse et en se relevant la malade sentit un point de côté violent qui l'empêchait de respirer. Une douleur sourde accompagnée de douleurs plus vives dans les grandes inspirations persista pendant une huitaine de jours, puis s'atténua. La malade reprit ses occupations, mais la douleur ne disparut pas complètement et une forte pression, des respirations profondes la réveillaient encore.

Au bout de trois mois environ, la douleur devint plus vive et inquiéta la malade par sa persistance et son accroissement. Elle se décida à aller consulter un médecin qui lui fit des pointes de feu à plusieurs reprises et lui donna des cachets à prendre à l'intérieur.

Malgré le traitement, la douleur augmentait. Elle survenait surtout la nuit, réveillant la malade et accompagnée de crises de dyspnée fort pénibles.

A partir de ce moment, elle ne fit qu'empirer. Des crises très pénibles apparurent sous l'influence des efforts violents, des respirations profondes. La douleur finit par empêcher le sommeil et la malade fut même obligée d'interrompre son travail. Elle l'interrompit d'abord par périodes de quelques jours, pendant lesquels la douleur s'atténuait un peu, mais pour reprendre avec une nouvelle série de travaux fatigants.

A partir de ce moment, divers traitements furent mis en œuvre. Mais leur résultat, loin d'être favorable, sembla être, au dire de la malade, une augmentation de la douleur. Les pointes de feu, les vésicatoires, le bromure de potassium, les piqûres de morphine, les bains sulfureux, sans compter nombre de médicaments dont la malade ne se rappelle plus le nom, furent tour à tour essayés.

Depuis 6 mois, la malade a dû cesser tout travail en raison de l'intensité et de la fréquence des crises douloureuses.

A son entrée à l'hôpital nous prenons son observation.

C'est une femme grande, très pâle, très amaigrie et paraissant beaucoup plus que son âge.

Elle accuse une douleur sourde continue au niveau du 9e espace intercostal gauche. Cette douleur commence un peu en dehors de la colonne vertébrale et irradie en avant jusqu'au niveau de la ligne médiane qu'elle dépasse légèrement.

Elle est fort pénible par sa persistance, est encore accrue par des paroxysmes infiniment douloureux qui arrachent des cris à la patiente et qu'elle compare à la sensation d'un fer rouge qui lui labourerait profondément les chairs. Pendant ces crises, la malade immobilise autant que possible son thorax, son bras gauche et modère sa respiration dans la crainte d'accroître ses souffrances.

Ces crises douloureuses surviennent jour et nuit, mais de préférence la nuit, à des intervalles très variables. Un mouvement brusque, une respiration profonde suffisent à les réveiller, mais elles surviennent aussi sans cause appréciable.

La durée de ces exacerbations douloureuses est variable. Elles se prolongent fréquemment pendant une demi-heure ou une heure.

Outre les douleurs, la patiente ressent fréquemment une sensation d'engourdissement ou de fourmillement au niveau de la région douloureuse.

L'appétit a disparu, la malade est totalement dépourvue de forces, elle a beaucoup maigri depuis quelques mois.

Si l'on cherche par la pression à localiser la douleur, on constate qu'elle est limitée au 9e espace intercostal gauche. La pression du doigt est douloureuse dans toute l'étendue de cet espace, mais elle atteint son maximum à certains points ; en arrière, à deux travers de doigts en dehors de la ligne des apophyses épineuses et à la partie moyenne de l'espace intercostal, au niveau de la ligne axillaire antérieure. C'est surtout au niveau du point postérieur que la douleur est vive à la pression du doigt. En avant on ne trouve pas de point douloureux bien net.

La patiente est décidée à tout tenter pour se débarrasser de ces douleurs qui la torturent continuellement et qui l'empêchent de gagner sa vie. Elle déclare être décidée au suicide si on ne peut la guérir.

On commence par la mettre en observation pendant 20 jours, pendant lesquels on essaie de la soulager par des moyens médicaux. Rien ne réussit. Les piqûres de morphine lui procurent seules un calme passager.

Cédant à ses instances, le Dr Courbon se décide à tenter une intervention chirurgicale.

Le 24 janvier, la malade est endormie profondément au chloroforme. Le champ opératoire est sérieusement savonné, lavé au sublimé, puis à l'alcool.

Une incision longue de 10 centimètres environ est pratiquée à la peau au niveau du bord inférieur de la 8e côte gauche parallèlement à ce bord. Cette incision est faite au niveau de la partie postérieure de l'espace intercostal. Elle est un peu oblique de dedans en dehors et de haut en bas. Son extrémité interne est située environ à 6 centimètres en dehors de la colonne vertébrale. On divise le tissu cellulaire sous-cutané où un certain nombre de petits vaisseaux doivent être pincés, puis on sectionne les fibres du grand dorsal qui est d'ailleurs peu épais. Au-dessous, on aperçoit l'espace intercostal et la 8e côte. En dedans on divise encore quelques fibres musculaires dépendant du muscle iléo-lombaire. La lèvre supérieure de la plaie étant écartée en haut, les insertions du muscle intercostal externe sont sectionnées au ras du bord inférieur de la côte et à la partie interne de la plaie. On aperçoit alors, sous le bord inférieur de la côte, le nerf intercostal qui n'est pas encore logé profondément dans la gouttière costale, comme à la partie moyenne. Ce nerf est isolé avec soin avec la sonde cannelée et on poursuit son isolement dans la partie antérieure de la plaie, de manière à le mettre à nu sur une étendue de 7 à 8 centimètres. Le nerf fut ensuite soulevé avec un crochet mousse et réséqué sur une étendue de 7 à 8 centimètres environ.

La plaie fut alors drainée profondément et refermée au moyen de quelques points de sutures. On fit un pansement à la gaze iodoformée et à la ouate hydrophile et on fit une compression modérée au niveau de la plaie, au moyen d'un bandage de corps.

Le soir et les jours suivants la malade ne présenta pas d'élévation de température ni d'accélération du pouls. Elle eut seulement de fréquents vomissements dans la journée après l'opération. Au point de vue des douleurs, elle accusait une sensibilité assez vive au niveau de la plaie opératoire, mais ni le jour de l'opération, ni les suivants, on n'observa le retour des crises douloureuses violentes qui avaient nécessité l'opération. Le cinquième jour, le drain et les points de sutures furent enlevés. La plaie réunit par première intention. Au bout de douze jours on enleva tout pansement.

Le 15 février, la malade sortit de l'hôpital. La région opérée était encore le siège de quelques douleurs passagères très supportables, mais on n'avait pas noté l'apparition de crises douloureuses violentes. La pression ne révélait plus de douleur au niveau du trajet du nerf réséqué.

Un an après, nous revîmes la malade qui vint nous consulter pour un panaris. Elle avait repris son travail régulièrement, n'avait plus ressenti de violentes douleurs, mais se trouvait néanmoins toujours faible et ressentait de temps à autre quelques douleurs mal localisées dans le côté gauche du thorax.

OBSERVATION IX (Inédite)

Névralgie intercostale gauche durant depuis deux ans. — Résection des 6e, 7e, et 8e nerfs intercostaux. — Ligature des vaisseaux intercostaux correspondants. — Résultat : amélioration.

Recueillie dans le service de M. le Dr Sébilleau.

Mme D..., âgée de 53 ans, entre le 7 septembre 1896 à l'hôpital Cochin (salle Lorrain, n° 10), dans le service de M. le Dr Quénu remplacé par M. le Dr Sébileau.

Antécédents personnels. — En 1870, à l'âge de 27 ans : pleurésie gauche ; l'existence de cette pleurésie semble toutefois douteuse. La malade prétend en effet qu'elle n'a duré que huit jours environ, et depuis ce temps elle a toujours été forte et bien constituée. Cependant elle a ressenti dans la suite et à des reprises différentes quelques douleurs fugaces dans le côté gauche.

En 1873, à l'âge de 30 ans : adénite cervicale suppurée guérie après ouverture spontanée.

En 1880, à 37 ans, la malade fit une fausse couche de deux mois environ ; elle aurait eu à la suite une péritonite sur laquelle elle ne donne que des renseignements fort vagues.

En 1890, à 47 ans : cessation des règles. A partir de ce moment surviennent différents troubles : la malade se plaint de digestions difficiles, de constipation fréquente ; l'appétit est capricieux ; en outre, des troubles nerveux divers se manifestent ou s'accentuent : la malade est très irritable, elle pleure facilement, se lamente continuellement, elle se plaint de douleurs dans diverses régions, notamment dans les jambes.

Nous ne trouvons rien au point de vue de la syphilis ou de l'alcoolisme.

En 1893 apparut un zona siégeant à la partie latérale gauche du thorax. Ce zona disparut rapidement ainsi que la douleur très vive qui l'accompagnait. Il en est resté au point de son apparition quelques taches ovalaires dépigmentées ; ces taches sont au nombre d'une douzaine et siègent à 3 ou 4 centimètres au-dessous du sein gauche.

En 1894 les douleurs reparurent dans la partie latérale gauche du thorax. Ces douleurs s'accentuèrent peu à peu et devinrent continues et paroxystiques.

Au moment de son entrée à l'hôpital, la malade présente des douleurs spontanées siégeant dans la partie latérale gauche du thorax ; le siège de ces douleurs paraît répondre aux 6e, 7e et 8e espaces intercostaux : elles commencent en arrière au niveau de la colonne vertébrale et s'étendent en avant jusqu'à la ligne médiane. Ces douleurs sont sourdes, continues, peu intenses le plus souvent mais présentant des paroxysmes pendant lesquels la douleur devient atroce. Pendant ces paroxysmes la malade essaie de se procurer quelque soulagement en se comprimant fortement la région douloureuse avec les mains. Ces paroxysmes surviennent sans cause appréciable et ne sont pas influencés par la température, par les mouvements ou par la respiration.

A l'examen on note tout d'abord une hyperesthésie marquée de la peau du thorax, mais surtout de la région douloureuse. Pas de zones d'anesthésie.

A la pression on détermine dans les 6ᵉ, 7ᵉ et 8ᵉ espaces intercostaux les points douloureux ordinaires des névralgies intercostales. On trouve un point postérieur apophysaire, un point latéral siégeant au niveau de la ligne axillaire et un point antérieur au niveau de l'extrémité antérieure de l'espace intercostal.

Depuis deux ans la malade a essayé tous les moyens médicaux pour guérir sa névralgie (hydrothérapie, pointes de feu, vésicatoires, électricité, morphine, etc.). En présence de l'insuccès de tous ces moyens thérapeutiques et de l'état d'esprit de la malade qui demande à tout prix la guérison, M. le Dʳ Sébileau se décide à tenter une intervention chirurgicale.

L'opération fut du reste simple. Une incision longue de 15 centimètres oblique de haut en bas et d'arrière en avant fut pratiquée sur la région postéro-latérale du thorax. Cette incision qui commençait en haut et en arrière, à deux travers de doigt environ de la ligne épineuse, permit de découvrir la 6ᵉ, la 7ᵉ et la 8ᵉ côte. A une dizaine de centimètres de la colonne vertébrale le paquet vasculo-nerveux costal fut, avec la rugine, détaché de la gouttière costale. Ce paquet, avec les lambeaux périostiques, fut, au niveau de chaque côte, pris entre deux ligatures et réséqué dans une étendue de quatre centimètres environ. On ne saurait élever le moindre doute sur la résection du nerf, celui-ci, la chose est bonne à répéter, ayant été, de même que les vaisseaux, détaché, avec le périoste même, du bord inférieur de la côte.

Suites opératoires très simples : 37° régulièrement. Réunion de la plaie par première intention sur toute l'étendue.

La malade sort de l'hôpital entièrement guérie de sa plaie opératoire le 28 septembre. Au point de vue des douleurs intercostales, elle ressent une amélioration notable, mais non la disparition complète des douleurs ; la pression sur le trajet des nerfs intercostaux n'est pas douloureuse.

Nous revoyons la malade deux ans après. La région innervée précédemment par les nerfs intercostaux réséqués est encore un peu douloureuse spontanément et de temps en temps apparaissent des crises douloureuses analogues aux anciennes, mais beaucoup moins fortes. Il n'existe pas de points douloureux nets à la pression.

CONCLUSIONS

I. — Les nerfs intercostaux sont des nerfs mixtes, formés de fibres motrices centrifuges et de fibres sensitives centripètes. Mais leurs fonctions motrices ne sont pas très importantes. Les muscles qu'ils innervent sont : ou bien dépourvus de rôle physiologique important ; ou bien innervés par un grand nombre de filets nerveux dont certains sont fournis par d'autres nerfs que les intercostaux.

Au point de vue des applications chirurgicales, nous pouvons donc les considérer comme des nerfs sensitifs.

II. — Le traitement chirurgical de la névralgie intercostale présente à étudier trois procédés principaux: la résection des racines postérieures, l'élongation du nerf intercostal et la résection de ce nerf.

III. — La résection intradurale des racines postérieures est une opération grave, qui sera rarement indiquée dans le traitement de la névralgie intercostale. Elle n'a d'ailleurs jamais été pratiquée au niveau des racines dorsales.

IV. — L'élongation du nerf intercostal permettrait de conserver le courant moteur en détruisant le courant sensitif. Mais ce résultat nous attache peu puisque le rôle moteur des nerfs intercostaux est peu important.

Au point de vue de l'efficacité, au point de vue de la durée du résultat acquis, elle semble inférieure à la résection nerveuse. Elle n'est pas d'autre part d'une bénignité plus grande.

V. — La résection du nerf malade semble donc le procédé de choix.

Elle peut se faire au niveau de la partie antérieure de l'espace intercostal, à sa partie moyenne ou à sa partie postérieure. Nous donnerons la préférence à ce dernier procédé qui attaque le nerf plus près de son centre nerveux.

VI. — Au point de vue des indications, on s'adressera au traitement chirurgical, dans les cas où tous les moyens médicaux rationnellement appliqués sont demeurés impuissants ou notablement insuffisants, dans les cas où la santé générale sera gravement atteinte, du fait de la persistance des douleurs, quand le malade, indemne auparavant de toute tare nerveuse, présentera des troubles nerveux graves du fait de la névralgie ; quand la névralgie très douloureuse et durant depuis longtemps sera nettement limitée à un ou plusieurs nerfs intercostaux. Ce ne pourra être en tout cas qu'un traitement d'exception.

VII. — Les contre-indications seront l'existence de

tares nerveuses chez le malade en traitement, la coexistence d'autres névralgies, l'absence de limitation nette ou l'étendue des douleurs à une grande surface du thorax. Ces contre-indications ne sont pas absolues.

VIII. — Le traitement chirurgical de la névralgie intercostale a semblé produire la guérison ou une amélioration notable dans la plupart des cas qui ont été publiés.

INDEX BIBLIOGRAPHIQUE

ADENOT. — Arrachement du bout périphérique des nerfs sectionnés dans le traitement des névralgies rebelles. Congrès franç. de chir. *Bull. méd.*, 17 octobre 1894.

ALBERT. — Note sur plusieurs cas de sections nerveuses. *Wien. med. Woch.*, 1872, nos 12-13 et 14.

ABBE. — A contribution to the surgery of the spina. *New-York med. Record,* 9 février 1889, n° 5, p. 149.

ALBERT. — Traduct. Broca. Traité de chirurgie clinique et de médecine opératoire, 1898.

ARTAUD et GILSON. — *Revue de chir.*, 1882, p. 210.

BENEDICKT. — Des névralgies et de leur traitement. *Klin. Zeit. and Streitfragen,* VI, 3, 1894.

BILLARD et CAVALIÉ. — Sur les fonctions des branches diaphragmatiques des nerfs intercostaux. *Bulletin de la Soc. de biol.,* 18 mars 1898, p. 306.

BENNET. — Subdural division of posterior roots of spinal nerves. *Royal med. and chir. Society. The Lancet,* 27 avril 1889, p. 839.

CHALOT. — Traité élémentaire de chirurgie et de médecine opératoire, 1898.

CHIPAULT. — Congrès franç. chirurg., p. 982. Présentation de 3 cas de chirurgie médull., 1895.

— Rapport de l'origine des nerfs rachidiens avec les apophyses épineuses. *Nouvelle Iconographie de la Salpêtrière,* VIII, 4.

CHIPAULT et DEMOULIN. — Névralgie de la 8e racine postérieure cervicale droite. *Nouvelle Iconographie de la Salpêtrière,* VIII 2.

CHIPAULT. — Chirurgie opératoire du système nerveux, t. II, p. 277, 1895.

CHANTEMESSE et LENOIR. — Névralgies bilatérales et dilatation de l'estomac. *Arch. gén. de médecine,* juillet 1885.

CONRADS. — Des névralgies et de leur traitement chirurgical. *Thèse,* Bonn, 1889.

CLARINDA BODDY. — *Thèse,* Berne, 1888. Quelques cas de section et d'extension des nerfs.

COULON. — *Thèse,* Paris, 1882.

CAVALIE. — Effets de la section des nerfs intercostaux sur la respiration des oiseaux. *Bull. de la Soc. de biol.,* 27 juin 1898.

DURET et BONNAIRE. — De l'élongation des nerfs. *Progrès méd.,* 18 mars 1882.

DAUDRIDGE. — Élongation des nerfs. *Ann. Surg. Assoc.,* 20 septembre 1890.

DAMREICH et NICOLADONI. — *Wiener med. Woch.,* p. 935, 1874.

DUPUYTREN. — Leçons orales de clinique chirurgicale, t. IV, 1834.

ELOY. — De la valeur et des applications médicales de l'élongation sanglante des nerfs. *Union méd.,* 16 octobre 1886.

FROISSAC. — Traité des névralgies. *Union méd.,* n° 102, 1876.

FORGUE et RECLUS. — Thérapeutique chirurgicale, t. II, p. 166, 1898.

FAUCON. — *Thèse,* Paris, n° 264. Étude de la valeur des résections nerveuses dans les affections des nerfs, 1876.

GLANTENAY. — Chirurgie des centres nerveux, 1897.

GRASSET. — Maladies du système nerveux.

HEYDENREICH. — Résultats cliniques de l'élongation des nerfs. *Semaine méd.,* 25 février 1885.

HALLOPEAU. — Art. *Dict. de méd. et de chir. pratiques.*

KOCHER. — Cas de névralgies traitées par des résections nerveuses. *Scheiverg Con.,* Bl. V, p. 126, 1873.

LECADRE. — *Thèse,* Paris. Sur la névralgie intercostale, 5 mai 1855.

LOEBKER. — Médecine opératoire, p. 343, 1890.

LETIÉVANT. — Traité des sections nerveuses, 1873.

LE DENTU et DELBET. — Traité de chirurgie clinique et opératoire, t. IV, 1897.

LEPRÉVOST. — Résection partielle des 7e et 8e nerfs intercostaux et du bord inférieur du thorax. 4e Congrès de chirurgie. *Revue de chir.*, 1889, p. 923.

LEOD (N.). — Élongation des nerfs dans la névrite interstitielle localisée. *Royal med. and chir. Soc.*, 13 février 1894.

LANGE. — Pathologie et traité des névralgies. ***Hospital Tidende,*** 2 R., VII, 1882.

LEROUX. — Art. *Dict. encyclopédique.*

LESSER. — Un cas d'élongation des nerfs intercostaux. *Deutsche med. Wochenschrift.*, p. 361, 1884.

NINOT. — Étude expérimentale de l'élongation des nerfs. *Acad. des Sciences,* 16 avril 1883.

NUSSBAUM. — *Deutzliches Intelligenz. Blatt.*, t. XXV. Münich, 1878.

NICOLADONI. — Élongation et excision des 4 derniers nerfs intercostaux du côté droit dans un cas de névralgie avant duré des années. *Wien. med. Presse,* n° 30, p. 952, 1882.

NICAISE. — De la névralgie en général. *Encéphale,* oct. 1883.

NICOD. — Observations de névralgies thoraciques. *Nouveau Journal de méd. et de chir. pratiques,* septembre 1818, t. III, p. 247.

NOCHT. — Ueber die Erfolge der Nervendehmung. Berlin, 1882.

PASCANET. — Diagnostic et traitement pathogénique des névralgies en général. *Revue gén. de clinique,* XII, p. 184, 1897,

POIRIER. — Anatomie humaine.

RZÉKACZECK. — Beitrag zur operativen Behaudlungen des Interkostal nevralgien. *Allegemeine Wiener med. Zeitung,* t. XXV, p. 429-441, 1881.

SOULIGOUX. — *Thèse,* Paris, 1894. Pathogénie des abcès froids du thorax.

THIERSCH. — De l'extirpation des nerfs. 18e Congrès de chirurgie. *Allem. Centr. f. Chir.*, n° 29, 1889.

TRIPIER. — Art. Névrotomie, dans le *Dict. des Sc. méd.*, t. XII, p. 768, 1834.

TROUSSEAU. — Clinique médicale, 1er et 2e vol.

TESTUT. — Anatomie humaine.

VIDAL. — Sur les points douloureux de la région vertébrale en rapports de correspondance avec les lésions de certains viscères de l'abdomen. *Société de biol., Gaz. méd.*, n° 30, 1880.

VAUCLAIR. — Les névralgies, leurs formes, leur traitement, 2e édition. Bruxelles, 1882, p. 224 et suiv.

VALLEIX. — Traité des névralgies, p. 333, 1841.

WARNOTS. — Névralgie intercostale rebelle; élongation et résection des 2e et 3e nerfs intercostaux. *J. méd. chir. et pharm. de Bruxelles*, t. XCII, p. 136, 1891.

WIET. — *Thèse*, Paris. Contribution à l'étude de l'élongation des nerfs, 1882.

VAN KLEEF. — Un cas d'élongation des nerfs intercostaux. *Wien. med. Woch.*, 1880.

CHARTRES. — IMPRIMERIE DURAND, RUE FULBERT.

www.ingramcontent.com/pod-product-compliance
Ingram Content Group UK Ltd.
Pitfield, Milton Keynes, MK11 3LW, UK
UKHW012242240726
13966UKWH00003B/1232